JN115781

　呼吸リハビリテーションの領域では，急性呼吸不全のクリティカル期・改善期・慢性期，慢性呼吸不全の安定期・急性増悪期・終末期を通して，診療の現場で悩むことがある．今回の特集においては，呼吸器症状に焦点をあて，その病態と診療が結びつくように，その分野のエキスパートの先生にお願いした．

　まず，呼吸困難は呼吸器症状で最も頻度が高く，その程度もケースによって異なる．特に，進行期・急性増悪期・終末期においては難渋することもしばしばである．呼吸困難は，「呼吸時の不快な感覚」であり，そのメカニズムにはまだ不明なところも多い．吉澤先生には呼吸困難の捉え方とその評価方法について論じていただき，一場先生には実際のリハビリテーションアプローチについて論じていただいた．呼吸困難は total dyspnea として多面的に質的・量的に捉えるべきであり，近年 multidimensional dyspnea profile が開発され，日本語版が刊行される予定である．喀痰に関しては，金子先生に発生機序とその診療手順と治療薬について論じていただき，宮川が気道クリアランスの方法について，排痰生理学に基づく色々な方法を紹介した．臨床現場では喀痰により窒息することもあるが，嚥下障害・誤嚥は窒息のリスクが高く，井上先生にはそのリスク管理の方法と食事中に窒息を起したときの対処方法について論じていただいた．そして運動耐容能・筋力低下の項では，千田先生に呼吸器疾患とサルコペニア・フレイルに関して COPD を中心に論じていただいた．それを受けて呼吸筋サルコペニアという新しい概念とそれに対するリハビリテーション栄養は如何に介入すべきかについて若林先生に論じていただいた．終末期呼吸器疾患の呼吸ケアの在り方に関して，現在，日本呼吸器学会と日本呼吸ケア・リハビリテーション学会から「非がん性呼吸器疾患の緩和ケア指針」が間もなく刊行される．その主幹として津田先生に終末期の問題とその対応について論じていただき，北川先生に呼吸リハビリテーションの実際について論じていただいた．長年，小児呼吸器疾患の在宅呼吸ケアを熟知しておられる緒方先生に，子どもの呼吸器の特徴と訪問呼吸リハビリテーションの実際と症例報告も交え論じていただいた．最後に，ARDS など急性呼吸不全の VALI を回避する人工呼吸管理の肺保護戦略について渡辺先生に論じていただいた．

　呼吸リハビリテーションは，急性期には 48〜72 時間以内の早期離床が安全で有効であるというエビデンスが蓄積されている．また，敗血症で退院後 3 か月以内に集中的呼吸リハビリテーションを受けた群の 10 年死亡リスクは有意に低いことが台湾国立健康保険研究データベースで報告されており，呼吸リハビリテーションは急性期から慢性期・終末期までシームレスに行うべきである．我が国の 2019 年の社会医療診療行為別統計からすると，呼吸リハビリテーションは，リハビリテーション全体の中でわずか 2.48% である．その理由には紹介率の低さが普及低下につながっていると考えられる．また，40 か国 430 の呼吸リハビリテーションセンターのプログラムの分析では，終末期呼吸ケア，ストレス・不安管理・弛緩法，神経筋電気刺激が行われていない現状であった．この現状を踏まえ，呼吸リハビリテーションの発展に本特集号が試金石となることを期待している．

2020 年 12 月
宮川哲夫

Key Words Index

和 文

━ あ行 ━
アドバンス・ケア・プランニング 31
息切れ 1
ADL トレーニング 63

━ か行 ━
喀痰調整薬 17
環境調整 63
緩和ケア 55
機械的咳介助 23
気道解放閾値圧 23
気道クリアランス 71
気道クリアランスの生理学 23
気道クリアランス法 23
気道分泌物 17
急性呼吸窮迫症候群 77
急性呼吸不全 77
高頻度胸壁振動法 23
誤嚥性肺炎 31
呼吸運動出力 9
呼吸困難 1,9
呼吸筋サルコペニア 46
呼吸筋ストレッチ体操 9
呼吸筋トレーニング 9
呼吸リハビリテーション 39,63,71
コンディショニング 63

━ さ行 ━
在宅人工呼吸療法 71
サルコペニア 39
サルコペニア性呼吸障害 46
尺度 1
終末期 63
人工呼吸器 77
人工呼吸器関連肺傷害 77
診断 46
摂食嚥下障害 31
攻めの栄養療法 46
測定 1

━ た行 ━
窒息 31
統合ケア 39

━ な行 ━
粘液線毛輸送系 17
膿性痰 17

━ は行 ━
非がん性呼吸器疾患 55
評価 1
フレイル 39

━ ま行 ━
慢性閉塞性肺疾患 39
ムチン 17

━ ら行 ━
リスク管理 31
リハビリテーション栄養 46
リラクセーション肢位 9

欧 文

━ A・B ━
acute respiratory distress syndrome 77
acute respiratory failure 77
ADL training 63
advance care planning；ACP 31
advanced care planning；ACP 55
aggressive nutrition therapy 46
airway clearance 71
airway clearance physiology 23
airway clearance techniques 23
airway hypersecretion 17
aspiration pneumonia 31
assessment 1
breathlessness 1

━ C ━
chronic obstructive lung disease；COPD 55
chronic obstructive pulmonary disease；COPD 39
conditioning 63
critical opening pressure 23

━ D ━
diagnosis 46
dysphasia 31
dyspnea 1,9

━ E・F ━
end of life 63
environment control 63
frailty 39

━ H・I ━
high frequency chest wall oscillation；HFCWO 23
home mechanical ventilation；HMV 71
integrated care 39
interstitial lung disease；ILD 55

━ M・N ━
measurement 1
mechanical insufflation-exsufflation；MI-E 23
mechanical ventilation 77
mucin 17
mucoactive drugs 17
mucociliary transport system 17
non-malignant respiratory disease 55

━ P ━
palliative care 55
pulmonary rehabilitation 39,63
purulent sputum 17

━ R ━
rehabilitation nutrition 46
relaxation posture 9
respiratory motor output 9
respiratory muscle stretch 9
respiratory muscle training 9
respiratory rehabilitation 71
respiratory sarcopenia 46
risk management 31

━ S〜V ━
sarcopenia 39
sarcopenic respiratory disability 46
scale 1
suffocation 31
ventilator-associated lung injury 77

Writers File

ライターズファイル（50音順）

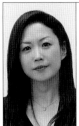

一場友実
（いちば ともみ）

2000 年	吉備国際大学保健科学部理学療法学科卒業
2000 年	医療法人社団平成記念会国際医療福祉病院リハビリテーション科
2002 年	国際医療福祉大学大学院医療福祉研究科保健医療学専攻修士（保健医療学）
2002 年	国立病院東京災害医療センターリハビリテーション科（現：独立行政法人国立病院機構災害医療センター）
2009 年	杏林大学保健学部理学療法学科，助教
2011 年	首都大学東京大学院人間健康科学研究科博士（理学療法学）
2012 年	杏林大学保健学部理学療法学科，学内講師
2013 年	同，講師
2018 年	同，准教授

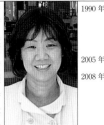

北川知佳
（きたがわ ちか）

1990 年	長崎大学医療技術短期大学部理学療法学科卒業 保善会田上病院 長崎大学医療技術短期大学部千住研究室入学
2005 年	長崎呼吸器リハビリクリニック
2008 年	長崎大学大学院医歯薬学総合研究科保健学専攻理学療法学修士授与

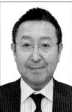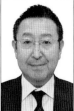

吉澤孝之
（よしざわ たかゆき）

1983 年	日本大学医学部医学科卒業 同大学医学部第一内科学教室入局
1986 年	要町病院，院長
2004 年	日本大学医学部呼吸器内科学分野，兼任講師
2008 年	医療法人社団愛話会，理事長
2010 年	日本大学医学部呼吸器内科学分野，臨床准教授
2018 年	同，臨床教授

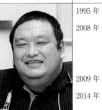

井上登太
（いのうえ とうた）

1995 年	自治医科大学医学部卒業
2008 年	NPOグリーンタウン呼吸嚥下研究クルーブ，理事長 （株）グリーンタウン呼吸嚥下ケアプランニク，代表取締役社長
2009 年	みえ呼吸嚥下リハビリクリニック，院長
2014 年	在宅支援有床診療所みえ呼吸嚥下リハビリクリニック，院長

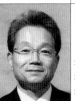

千田一嘉
（せんだ かずよし）

1988 年	名古屋大学医学部卒業
1997 年	同大学大学院修了
1997 年	米国アルバート・アインシュタイン医科大学，客員研究員
1999 年	ハーバード大学公衆衛生学校，客員研究員
2000 年	京都大学医学部附属病院検査部，助手
2003 年	国立療養所中部病院呼吸器科
2004 年	国立長寿医療センターに組織改編
2014 年	同 治験・臨床研究推進センター 治験・臨床研究推進部，臨床研究企画室長
2020 年	金城学院大学薬学部，教授

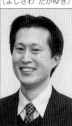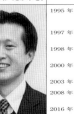

若林秀隆
（わかばやし ひでたか）

1995 年	横浜市立大学医学部卒業 日本赤十字社医療センター内科研修医
1997 年	横浜市立大学医学部附属病院リハビリテーション科
1998 年	横浜市総合リハビリテーションセンターリハビリテーション科
2000 年	横浜市立脳血管医療センターリハビリテーション科
2003 年	済生会横浜市南部病院リハビリテーション科
2008 年	横浜市立大学附属市民総合医療センターリハビリテーション科，助教
2016 年	東京慈恵会医科大学大学院医学研究科臨床疫学研究部門修了
2017 年	同，講師
2019 年	同，准教授
2020 年	東京女子医科大学病院リハビリテーション科，教授

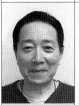

緒方健一
（おがた けんいち）

1983 年	福岡大学医学部卒業
1983 年	熊本大学医学部麻酔学教室
1986 年	神奈川県立こども医療センター麻酔科・集中治療室
1988 年	熊本大学医学部救急部・集中治療部，助手
1993 年	トロント小児病院PICU（文部省在外派遣研究員）
1995 年	KKR熊本中央病院麻酔科医長・集中治療室長
1997 年	熊本赤十字病院小児科
1998 年	医療法人おがた会おがた小児科内科医院開業
2000 年	熊本小児在宅ケア・人工呼吸研究会，会長
2009 年	熊本大学医学部小児発達学，臨床教授
2012 年	崇城大学薬学部，臨床教授
2016 年	九州小児在宅移行支援研究会，代表世話人

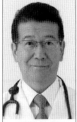

津田 徹
（つだ とおる）

1982 年	久留米大学医学部卒業
1988 年	産業医科大学大学院修了
1990 年	カリフォルニア大学サンフランシスコ校心臓血管研究所，研究員
1996 年	産業医科大学産業生態科学研究所呼吸病態生理学，助教授
1998 年	医療法人社団恵友会津田内科病院，院長
2006 年	新築移転に伴い霧ヶ丘つだ病院と改名
2009 年	久留米大学医学部，臨床教授（兼任）

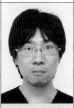

渡辺太郎
（わたなべ たろう）

2005 年	昭和大学医学部卒業
2007 年	同大学横浜市北部病院こどもセンター，後期臨床研修医
2010 年	同，助教
2013 年	同大学病院救命救急センター，助教
2014 年	国立成育医療研究センター集中治療科，医員
2019 年	昭和大学病院集中治療科，助教

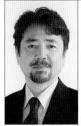

金子 猛
（かねこ たけし）

1986 年	山形大学医学部卒業 横浜市立大学医学部附属病院，研修医
1992 年	同大学大学院修了学位取得
1992〜95 年	米国カリフォルニア大学サンフランシスコ校CVRI留学
2001 年	横浜市立大学医学部第一内科，講師
2005 年	同大学大学院医学研究科病態免疫制御内科学，准教授 同大学附属病院呼吸器内科，初代部長
2006 年	同大学附属市民総合医療センター呼吸器病内科，教授
2007 年〜12 年	同，副病院長（兼）
2014 年〜	同大学大学院医学研究科呼吸器病学，主任教授

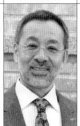

宮川哲夫
（みやがわ てつお）

1980 年	高知リハビリテーション学院理学療法科卒業 芦北学園発達医療センター（理学療法士免許取得）
1984 年	緑成会病院
1990 年	フロリダ大学シャンズ病院呼吸療法部研修 聖マリアンナ医科大学病院リハビリテーション部
1991 年	ハワイ大学呼吸療法学科卒業 臨床工学技士免許取得 米国呼吸療法士免許取得
1994 年	昭和大学医学部リハビリテーション医学診療科
1997 年	昭和医療短期大学理学療法学科，助教授
1998 年	医学博士授与
2002 年	昭和大学保健医療学部理学療法学科，助教授
2007 年	同大学大学院保健医療学研究科呼吸ケア領域，教授

Contents

リハビリテーション診療の現場で悩む呼吸トラブル対策

編集企画／昭和大学教授　宮川哲夫

I. 呼吸困難

呼吸困難の病態生理と評価方法　　　　　　　　　　　　吉澤　孝之ほか　*1*

呼吸困難は多面的側面を持つ主観的苦痛である．多くの評価尺度が存在するため使用目的，疾患や病態，患者の状態などを考慮して選択することが必要である．

呼吸困難に対する呼吸リハビリテーション　　　　　　　一場　友実ほか　*9*

呼吸困難のメカニズムについて詳しく解説する．また呼吸困難に対する呼吸リハビリテーションアプローチを紹介し，その方法や実際の効果についても解説する．

II. 喀痰障害

喀痰を生じる病態と喀痰診療のポイント　　　　　　　　金子　　猛　*17*

喀痰の存在は異常であり，気道炎症などの気道分泌を亢進させる病態が存在していることを示唆する．喀痰症状の背景にある気道過分泌の病態を正しく診断をしたうえで治療を行うことが重要である．

喀痰障害に対する気道クリアランス法　　　　　　　　　宮川　哲夫ほか　*23*

喀痰障害に対する気道クリアランス法には様々な方法がある．これらの方法はすべて気道クリアランスの生理学に基づいており，その選択基準が重要である．

III. 嚥下障害

誤嚥と窒息のアプローチ　　　　　　　　　　　　　　　井上　登太　*31*

誤嚥窒息の病態とともに Good death に必要な，全身状態を含む評価に基づいたリスク評価，緊急時を含む対応準備，かかわりあう方の情報共有と受容手順を述べる．

IV. 運動耐容能・筋力低下

呼吸器疾患とサルコペニア・フレイル　　　　　　　　　千田　一嘉　*39*

COPD などの呼吸器疾患にサルコペニア・フレイルを伴う過程には，セルフマネジメント教育が基礎で，呼吸リハビリテーションが中心となる統合ケアの体制構築が重要である．

Monthly Book

MEDICAL REHABILITATION No. 257/2021.1 目次

編集主幹／宮野佐年　水間正澄

呼吸筋サルコペニアに対するリハビリテーション栄養　　若林　秀隆ほか　**46**

呼吸筋サルコペニアとは，全身のサルコペニアと呼吸筋量低下に加えて呼吸筋力低下および/または呼吸機能低下を認める状態と定義して，診断基準を作成した.

Ⅴ．終末期

終末期の問題とその対応　　津田　徹ほか　**55**

非がん性呼吸器疾患は予後予測が難しく，終末期の判断が難しいが，包括的呼吸リハビリテーションと緩和ケアのベクトルは同じであり，在宅酸素療法導入前からの呼吸リハビリテーション導入が望まれる.

終末期における呼吸リハビリテーションの実際　　北川　知佳　**63**

終末期における呼吸リハビリテーションの実際について解説した. 症状緩和と，可能な ADL の維持，心地良い生活の維持を目的に，コンディショニングを中心に運動療法，ADL トレーニング，環境設定を行う.

Ⅵ．在宅慢性小児呼吸ケア

小児呼吸器疾患と在宅呼吸ケア　　緒方　健一ほか　**71**

小児在宅呼吸ケアでは，生命維持の呼吸管理から生活の質を高める呼吸管理を考慮する時期に来ている. そのために，気道クリアランス法がどこでも可能になる必要がある.

Ⅶ．急性人工呼吸管理

急性呼吸不全の人工呼吸管理　　渡辺　太郎ほか　**77**

急性呼吸不全に対する人工呼吸管理の適応と目的，急性呼吸不全の病態，肺保護戦略，一般的な呼吸器設定，ARDS などの特殊な病態での呼吸器設定

❖キーワードインデックス　前付 2
❖ライターズファイル　前付 3
❖既刊一覧　89
❖次号予告　90

読んでいただきたい文献紹介

　執筆された先生方の引用文献にも登場するものもあるが，今回特集した「リハビリテーション診療の現場で悩む呼吸トラブル対策」に関連する重要な論文を紹介する．急性期から終末期までのシームレスな呼吸ケア・リハビリテーションを実践するには，幅広い知識が必要である．

1) 日本呼吸器学会 (編)：COPD 診断と治療のためのガイドライン第 5 版，メディカルレビュー社，2018.
2) O'Donnell DE, et al：Dyspnea in COPD：New Mechanistic Insights and Management Implications. *Adv Ther*, 37 (1)：41-60, 2020.
3) 日本呼吸器学会咳嗽・喀痰の診療ガイドライン 2019 作成委員会 (編)：咳嗽・喀痰の診療ガイドライン 2019, メディカルレビュー社，2019.
4) McIlwaine M, et al：Personalising airway clearance in chronic lung disease. *Eur Respir Rev*, 26 (143)：160086, 2017.
5) Volpe MS, et al：Airway clearance techniques for mechanically ventilated patients：Insights for optimization. *Respir Care*, 65 (8)：1174-1188, 2020.
6) 井上登太：5 分以内で助けよう！誤嚥＋窒息時のアプローチ，ともあ出版，2017.
7) サルコペニア診療実践ガイド作成委員会 (編)：サルコペニア診療実践ガイド，ライフサイエンス出版，2019.
8) 荒井秀典 (編)：フレイル診療ガイド 2018 年度版，ライフサイエンス出版，2018.
9) Benz E, et al：Sarcopenia in COPD：a systematic review and meta-analysis. *Eur Respir Rev*, 28 (154)：190049, 2019.
10) Chen LK, et al：Asian Working Group for Sarcopenia：2019 Consensus Update on Sarcopenia Diagnosis and Treatment. *J Am Med Dir Assoc*, 21 (3)：300-307, 2020.
11) Nagano A, et al：Rehabilitation Nutrition for Iatrogenic Sarcopenia and Sarcopenic Dysphagia. *J Nutr Health Aging*, 23 (3)：256-265, 2019.
12) 津田　徹，平原佐斗司 (編)：非がん性呼吸器疾患の緩和ケア，pp. 20-35, pp. 134-144, pp. 156-161, 南山堂，2017.
13) 日本呼吸器学会・日本呼吸ケア・リハビリテーション学会：非がん性呼吸器疾患の緩和ケア指針．2021 年 1 月 (公開予定)．
14) 植木　純ほか：呼吸リハビリテーションに関するステートメント．日呼吸ケアリハ会誌，27 (2)：95-114, 2018.
15) An Official American Thoracic Society/European Society of Intensive Care Medicine/Society of Critical Care Medicine Clinical Practice Guideline：Mechanical Ventilation in Adult Patients with Acute Respiratory Distress Syndrome. *Am J Respir Crit Care Med*, 195 (9)：1253-1263, 2017.
16) 緒方健一：MI-E を用いた気道クリアランス法．日本重障誌，43 (1)：71-78, 2018.

MB Med Reha **No.257**：**1-8**, 2021

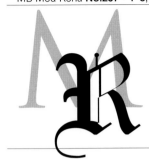

特集／リハビリテーション診療の現場で悩む呼吸トラブル対策

Ⅰ. 呼吸困難

呼吸困難の病態生理と評価方法

吉澤孝之[*1]　吉澤明孝[*2]

Abstract　呼吸困難は,「呼吸時の不快な感覚」と定義される主観的症状で, 認識される経路やメカニズムは複雑で未だ十分に解明されてはいない. 呼吸困難の感覚は身体的因子の他に多くの生理的, 心理的, 社会的, 環境的因子の影響を受ける. 呼吸困難についてその病態生理を理解し評価することは, 患者の病態を理解し治療戦略を考えるうえで重要な臨床的アプローチとなる. 様々な因子の影響を受けて表出された呼吸困難は, 多面的な側面を持つ複雑な感覚であるため多面的に捉えることの重要性が提唱されているが, 現在まで妥当性と信頼性が十分検証された単一の評価尺度はない. 呼吸困難のメカニズムについては Bruera らの3段階理論を中心に解説し, 評価方法については現在推奨されている主なものについて紹介する.

Key words　呼吸困難(dyspnea), 息切れ(breathlessness), 評価(assessment), 測定(measurement), 尺度(scale)

はじめに

　呼吸困難は, 呼吸器疾患や循環器疾患ばかりでなく代謝疾患, 神経筋疾患, 悪性腫瘍など様々な疾患や病態においてみられる一般的な症状である. 特に慢性呼吸器疾患や循環器疾患, 悪性腫瘍の終末期には非常に多く出現し, その対応に最も苦慮する症状である[1)~4)]. 呼吸困難とは呼吸の際に感じる不快な主観的感覚であり, 認識される経路やメカニズムは複雑で未だ十分に解明されてはいない. 呼吸困難の感覚は身体的因子の他に多くの生理的, 心理的, 社会的, 環境的因子の影響を受ける. そのため疾患の重症度と呼吸困難の程度は必ずしも相関せず, その表出には大きな個人差がある. 症候としての呼吸困難は患者の生活の質を低下させ, 運動制限から ADL(日常生活動作)や身体活動性の低下を招き, 生命予後にも影響する. 呼吸困難という主観的な症状について, その病態生理を理解することは患者の病態を理解し治療戦略を考えるうえで重要であり, さらに患者個々に呼吸困難という症状を評価することは, 患者の抱えた症状を把握し治療の選択と評価につながる重要な臨床アプローチとなる.

呼吸困難のメカニズム

　呼吸困難は,「呼吸時の不快な感覚」と定義される主観的症状で, 低酸素血症($PaO_2 < 60$ torr)で定義される客観的病態の呼吸不全とは異なる. 呼吸困難は痛みなどの感覚と同様に感覚受容器に入力された刺激が求心性神経路を経て大脳皮質の特定領域に伝えられ, 呼吸困難という特異な感覚が発生すると考えられる. 呼吸困難の発生には呼吸調節機構が密接に関連しており, 化学受容器(末梢化学受容器, 中枢化学受容器による PaO_2(動脈血酸素分圧)低下や $PaCO_2$(動脈血炭酸ガス分圧)上昇の感知)や機械受容器(肺刺激受容器, C 線維受容器, 肺伸展受容器など)が刺激されることにより発生する. 呼吸困難発生のメカニズムに関して

[*1] Takayuki YOSHIZAWA, 〒 171-0043 東京都豊島区要町 1-11-13 医療法人社団愛語会 要町病院, 院長
[*2] Akitaka YOSHIZAWA, 同病院, 副院長

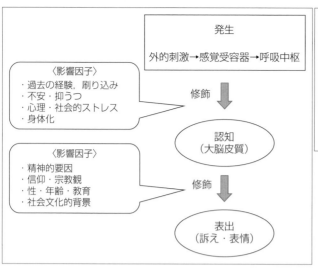
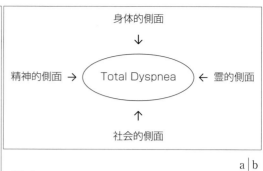

a | b

図 1.
呼吸困難のメカニズムと Total Dyspnea
　　a：呼吸困難の発生・認知・表出のメカニズム
　　b：Total Dyspnea

（文献 6，7，8 より作成）

はこれまで多くの仮説が提唱されてきたが，いずれも呼吸困難のメカニズムを説明するには不十分であった．呼吸中枢から呼吸筋への運動指令（出力）と受容器から入ってくる求心性情報（入力）との間に乖離あるいはミスマッチが存在する場合に呼吸困難が発生するという中枢-末梢ミスマッチ説（出力-再入力ミスマッチ説）もその1つである．

Bruera らは呼吸困難のメカニズムについて発生・認知・表出の3段階理論を提唱した（**図1-a**）．主観的な苦痛症状である呼吸困難は，① 何らかの外的刺激によって「発生」し，② 大脳で「認知」され，③ 言語的・非言語的に「表出」されるという3段階の経過をたどるが，その過程において大脳高次機能が関与し，過去の経験や不安・抑うつ，社会文化的背景など多くの因子によって「修飾」を受けるため，その表出は個別性が高く多面的で複雑なものになる．呼吸困難の評価は「発生」や「認知」の段階では評価することができないため，複雑に修飾された患者の「表出」に基づいて行うこととなる[5)6)]．

様々な因子の影響を受けて表出された呼吸困難は単に身体的な側面だけでなく，精神的・社会的・スピリチュアル（霊的）な側面を併せ持った多面的なものであり，がん患者の疼痛を「total pain」として捉えられるのと同様に「total dyspnea」として多面的に捉えることが提唱されている[7)8)]（**図 1-b**）．

呼吸困難の評価

呼吸困難は，「空気飢餓感」「呼吸努力感」「締めつけ感」「頻呼吸感」「吸い込めない感覚」「窒息感」など様々に表現され，その表出は個別性が高く複雑で多面的側面を有する．多くの場合，呼吸不全により呼吸困難が引き起こされるが，必ずしも両者は一致せずその重症度も相関しない．呼吸不全があっても呼吸困難の訴えが乏しいこともあり，逆に不安や緊張の高い患者では PaO_2 が正常であっても呼吸困難を強く訴えることがある．

1．主観的評価法

呼吸困難の評価は主観的評価が主体で可能な限り患者自身による評価が基本となるが，現在まで妥当性と信頼性が十分に検証された評価尺度はない[9)]．現在推奨されているいくつかの評価尺度について量的・質的・機能的側面に分類して解説する．

1）量的評価（図2）

呼吸困難の主観的な量（程度，強度）を測定する単領域性の尺度で，代表的なものとして Numerical Rating Scale（NRS），Visual Analogue Scale（VAS），修正 Borg スケール，modified British Medical Research Council（mMRC）などがある．これらの尺度は簡便で，同一対象内における呼吸困難の相対的な経時的推移を測定するのに適しているが，測定値が対象者の主観性に大きく左右さ

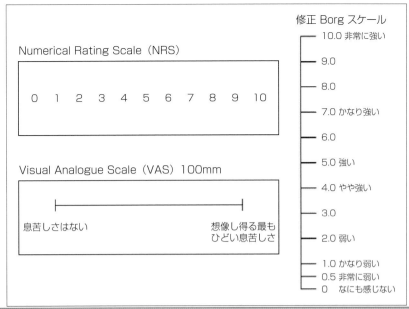

修正 MRC（mMRC）質問票	
グレード分類	あてはまるものにチェックしてください（1 つだけ）
0	激しい運動をしたときだけ息切れがある．
1	平坦な道を早足で歩く，あるいは緩やかな上り坂を歩くときに息切れがある．
2	息切れがあるので，同年代の人よりも平坦な道を歩くのが遅い，あるいは平坦な道を自分のペースで歩いているとき，息切れのために立ち止まることがある．
3	平坦な道を約 100 m，あるいは数分歩くと息切れのために立ち止まる．
4	息切れがひどく家から出られない，あるいは衣服の着替えをするときにも息切れがある．

図 2．呼吸困難の主観的・量的評価尺度

（文献 5，10 より引用）

れるため異なる群間での比較には限界がある[5)10)〜12)]．

　a）Numerical Rating Scale（NRS）[13)14)]：0 と 10 を最端とし間に数値によるアンカーポイントが記載されている．VAS に比べ少ないサンプルサイズでの検出が可能で，電話や口頭による調査にも使用できる．COPD（慢性閉塞性肺疾患），がん患者による信頼性が検証されている．

　b）Visual Analogue Scale（VAS）[15)]：水平あるいは垂直に引かれた 100 mm の直線上でその両端に両極端の状態を記載し，患者は自分の状態が最もあてはまる点を線上にマークする．COPD を対象とした妥当性と信頼性の検証がなされている．

　c）修正 Borg スケール[16)]：垂直に引かれた線上を 0〜10 まで分類し（通常 0.5 を含むため 12 段階に分類される），アンカーとなるポイントには

その状態を示す用語が記載されている．運動負荷時の呼吸困難の評価として妥当性と信頼性が検証され広く用いられている．

　d）modified British Medical Research Council（mMRC）[17)]：間接的に呼吸困難を評価する尺度．呼吸困難を生じさせる日常での活動レベルを 0〜4 の 5 段階で評価するもので，健康関連 QOL（quality of life：生活の質）や気流閉塞の重症度との相関が示されており，COPD の国際ガイドラインである GOLD（Global Initiative for Chronic Obstructive Lung Disease）や日本のガイドラインなどで広く採用されている．

　2）質的評価

　呼吸困難の感覚は原因となる病態や呼吸困難をきたすメカニズムにより質的に大きく異なる．呼吸困難の出現する頻度や持続時間，増悪因子や緩

表 1. Cancer Dyspnea Scale(CDS)

あなたの息切れ感，息苦しさについておたずねします．
この数日間に感じられた息苦しさの状態に最もあてはまる番号に各々1つだけ○を付けてください．感じたまま第一印象でお答えください．

		いいえ	少し	まあまあ	かなり	とても
1	らくに息を吸い込めますか？	1	2	3	4	5
2	らくに息をはき出せますか？	1	2	3	4	5
3	ゆっくり呼吸ができますか？	1	2	3	4	5
4	息切れを感じますか？	1	2	3	4	5
5	ドキドキして汗が出るような息苦しさを感じますか？	1	2	3	4	5
6	「はあはあ」する感じがしますか？	1	2	3	4	5
7	身のおきどころのないような息苦しさを感じますか？	1	2	3	4	5
8	呼吸が浅い感じがしますか？	1	2	3	4	5
9	息が止まってしまいそうな感じがしますか？	1	2	3	4	5
10	空気の通り道がせまくなったような感じがしますか？	1	2	3	4	5
11	おぼれるような感じがしますか？	1	2	3	4	5
12	空気の通り道に，何かひっかかっているような感じがしますか？	1	2	3	4	5

(文献 19 より)

和因子，関連する症状についてもできる限り患者自身の言葉で聞き取っておくことが必要となる．呼吸困難は1つの感覚ではなく，その認知・表出には個人差がある．呼吸困難を感覚的に描写する場合，空気飢餓感，努力感(呼吸時の労力感)，絞扼感(胸が締め付けられる感覚)，窒息感(息が詰まる感覚)などのいくつかのカテゴリーに分類される．そのため呼吸困難を質的に評価するには身体的側面と心理的・情緒的側面を含めた多面的評価が求められる．呼吸困難を多面的に評価するスケールとして Dyspnea-12(D-12)や Cancer Dyspnea Scale(CDS)，Multidimensional Dyspnea Profile(MDP)などがある．

a）Dyspnea-12(D-12)[18]：身体的コンポーネント(項目1～7)と情緒的コンポーネント(項目8～12)の計12項目で構成され，各々0(none)～3(severe)の4段階で回答(合計スコア0～36)するもので，呼吸困難が強いほどスコアは高くなる．COPD をはじめ間質性肺炎，肺がんなど多くの疾患で信頼性と妥当性が検証されている．

b）Cancer Dyspnea Scale(CDS)(表1)[19]：本邦で開発されたがん患者の自己記入式呼吸困難調査票であり英語版の妥当性も確認されている．進行がん患者を対象に妥当性と信頼性が検証されている．呼吸努力感(5項目)，呼吸不快感(3項目)，呼吸不安感(4項目)に関する3領域12項目の質問に1(いいえ)～5(とても)の5段階で回答する．

c）Multidimensional Dyspnea Profile (MDP)[20]：呼吸困難を感覚的側面と情緒的側面の両面から評価するため全体的呼吸不快感(1項目)，呼吸困難感の質(5項目)，呼吸困難に対する情動反応(5項目)に関する計11項目について0～10の11段階で回答する．全体的呼吸不快感のスコアと呼吸困難感の質5項目のスコアの合計が直感的領域のスコアとなり，呼吸困難に対する5つの情動反応のスコアの合計が精神的領域のスコアとなる．臨床研究と基礎研究において信頼性と妥当性が検証されている．

3）機能的評価

呼吸困難が身体機能や日常生活に及ぼす影響は個々の生活パターンにより大きく影響されるので，できる限りオープンクエスチョンで生活への支障の程度を尋ねるのが良い．呼吸困難は精神的影響を受けることが多く，不安・不眠・抑うつな

どについて評価することも有用である．生活への影響として食事や排泄・睡眠などの基本動作や社会的参加への影響についても聞き取る．

機能的側面の評価尺度として MD Anderson Symptom Inventory（MDASI）や慢性呼吸器疾患の QOL 評価尺度である Chronic Respiratory Disease Questionnaire（CRQ），St. George's Respiratory Questionnaire（SGRQ），COPD 患者向けに開発された COPD Assessment Test（CAT），神経筋疾患患者向けに開発された Motor Neuron disease-Dyspnea Rating Scale（MDRS）などがある．

a）MD Anderson Symptom Inventory（MDASI）[21]：がん患者を対象とした直近 24 時間における症状の強さと生活への支障を評価する質問票．13 項目の症状の強さと生活への支障 6 項目について 0～10 のスコアで回答するもの．13 項目の症状の平均点と 6 項目の生活への支障の平均点を算出し，それぞれ症状スコアと生活への支障スコアとする．また消化器症状スコアとして「吐き気」「嘔吐」「食欲不振」の 3 項目の平均値を，一般症状スコアとしてその他の 10 項目の平均値を算出することができる．日本語版も作成されており緩和ケアの臨床で使用されている．

b）Chronic Respiratory Disease Questionnaire（CRQ）[22]：COPD 患者を対象とした健康関連 QOL の評価尺度．患者の主観性に基づいた面接式調査票で，患者へのインタビューから重要と認識された 4 つの領域（呼吸困難，倦怠感，情緒，自己コントロール感）から構成されている．呼吸困難に関する調査項目では，患者が 26 の日常生活動作から自分にとって最も重要な 5 つの動作を選択し，その動作で自覚する呼吸困難を 7 段階で評価する．

c）St. George's Respiratory Questionnaire（SGRQ）[23]：COPD における疾患特異的健康関連 QOL の代表的評価尺度．症状による社会的影響や心理的影響の経時的変化が評価でき医療介入による変化の描出にも優れている．質問票は 50 項目からなり，Symptom（症状：咳，痰，喘鳴，呼吸困難といった症状の頻度と程度），Activity（活動：呼吸困難によって制限される日常生活あるいは呼吸困難を生じさせる日常生活の活動レベル），Impact（衝撃：COPD により影響を受ける社会活動や心理的障害など）の 3 つのコンポーネントに分けてスコアが計算され，3 スコアを合計した総スコアも求められる．

d）COPD Assessment Test（CAT）（図 3）[24]：COPD 患者の健康状態を評価する質問表で症状と QOL に関する 8 項目（咳，喀痰，息苦しさ，労作時息切れ，日常生活，外出への自信，睡眠，活力）について各々 0～5 点で回答し，その合計（0～40 点）で評価する．従来の質問票に比べて簡便で短時間で回答することができ，健康関連 QOL の代表的質問票 SGRQ との良好な相関が検証されている．国際的ガイドラインである GOLD（Global Initiative for Chronic Obstructive Lung Disease）や我が国のガイドラインをはじめ世界中で広く採用されている．

e）Motor Neuron disease-Dyspnea Rating Scale（MDRS）[25]：神経筋疾患患者の呼吸困難と身体活動性の評価を目的に開発された評価尺度．13 の日常生活動作から自分にとって最も重要な 5 つの動作を選択し，その動作を行うことにより自覚される呼吸困難を 5 段階で評価するもの．患者の主観性を重視した機能評価尺度で状態が悪化した時期の評価にも有用と考えられている．

2．客観的評価法

自己評価が困難な患者（全身状態不良，認知機能低下など）では，表情などの代理的指標や呼吸不全の指標である SpO_2，呼吸数，呼吸パターン，医療者・家族の評価などを参考にして総合的に判断する．

認知症に限らず何らかの理由で自分自身で苦痛を訴えることができない患者における呼吸困難の客観的評価ツールとして Respiratory Distress Observation Scale（RDOS）（表 2）[26]がある．これは心拍数，呼吸数，落ち着きのなさ，奇異性呼吸パターン，呼吸補助筋の使用，呼気終末の呻吟，

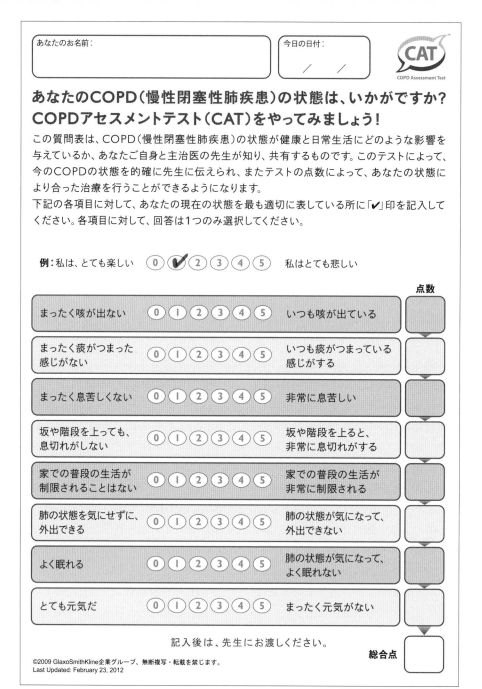

図 3. COPD Assessment Test(CAT)

(文献 24 より)

鼻翼の拡張，恐怖の表情の8項目について0〜2点で採点する．合計が3点以上であれば中等度以上の呼吸困難があり緩和のニーズがあると判断する．

おわりに

呼吸困難は様々な側面を持つ主観的苦痛であるため多面的に捉えることの重要性が提唱されているが，現在まで妥当性と信頼性が十分検証された単一の評価尺度はない．呼吸困難を評価する際には多くの評価尺度が存在するため，それぞれの特徴を理解したうえで使用目的と疾患や病態，患者の状態などを考慮して選択することが重要である．

文 献

1) Lynn J, et al：Living or dying with chronic obstructive pulmonary disease. *J Am Geriatr Soc*, **48**：S91-100, 2000.

2) Edmonds P, et al：A comparison of the palliative care needs of patients dying from chronic respiratory disease and lung cancer. *Palliative Medicine*, **15**：287-295, 2001.

3) Solano JP, et al：A comparison of symptom prevalence in far advanced cancer, AIDS, heart disease, chronic obstructive pulmonary disease and renal disease. *J Pain Symptom Manage*, **31**：58-69, 2006.

4) 桂　秀樹：慢性閉塞性肺疾患の終末期医療と緩和ケアの意義. 日本臨床, **61**：2212-2219, 2003.

5) 日本緩和医療学会（編）：がん患者の呼吸器症状の緩和に関するガイドライン 2016 年版, pp. 25-30, 金原出版, 2016.
　Summary がん患者の呼吸器症状の緩和について現時点でのエビデンスと標準的治療法を示した我が国のガイドライン.

6) Bruera E：Management of Dyspnea, Principles and Practice of Palliative Care and Supportive Oncology, 2nd ed, Lippincott Williams & Wilkins, pp. 357-371, 2002.

7) Abernethy AP, Wheeler JL：Total dyspnoea. *Curr Opin Support Palliat Care*, **2**：110-113, 2008.

8) Guozhang L：Management of Total Dyspnea. *Clin Case Rep Rev*, **5**：1-5, 2019.

9) Bausewein C, et al：Measurement of breathlessness in advanced disease：a systematic review. *Respir Med*, **101**：399-410, 2007.

10) 日本呼吸器学会 COPD ガイドライン第 5 版作成委員会（編）：COPD（慢性閉塞性肺疾患）診断と治療のためのガイドライン 2018 第 5 版, pp. 53-58, pp. 109-110, メディカルレビュー社, 2018.
　Summary COPD の最新のエビデンスに基づいた疾患概念, 診断, 治療, 管理について示した我が国のガイドライン.

11) 津田　徹, 平原佐斗司（編）：非がん性呼吸器疾患の緩和ケア, pp. 20-35, pp. 134-144, pp. 156-161, 南山堂, 2017.
　Summary 非がん性呼吸器疾患の緩和ケアについて我が国で初めてのテキスト.

12) Dorman S, et al：Which measurement scales should we use to measure breathlessness in palliative care? A systematic review. *Palliat Med*, **21**(3)：177-191, 2007.

13) Gift AG, Narsavage G：Validity of the numeric rating scale as a measure of dyspnea. *Am J Crit Care*, **7**(3)：200-204, 1998.

14) Wilcock A, et al：Repeatability of breathlessness measurements in cancer patients. *Thorax*, **54**(4)：375, 1999.

15) Mador MJ, Kufel TJ：Reproducibility of Visual Analog Scale Measurements of Dyspnea in Patients with Chronic Obstructive Pulmonary Disease. *Am Rev Respir Disease*, **146**(1)：82-87, 1992.

16) Wilson RC, Jones PW：A comparison of the visual analogue scale and modified Borg scale for the measurement of dyspnea during exercise. *Clin Sci*, **76**(3)：277-282, 1989.

17) Bestall JC, et al：Usefulness of the Medical Research Council（MRC）dyspnoea scale as a measure of disability in patients with chronic obstructive pulmonary disease. *Thorax*, **54**：581-586, 1999.

18) Yorke J, et al：Quantification of dyspnoea using descriptors：development and initial testing of the Dyspnea-12. *Thorax*, **6581**：21-26, 2010.

19) Tanaka K, et al：Development and validation of the Cancer dyspnea Scale：a multidimentional, brief, self-rating scale. *Br J Cancer*, **82**：800-805, 2000.

20) RB Banzett, et al：Multidimensional Dyspnea

表 2. Respiratory Distress Observation Scale（RDOS）

変数	0点	1点	2点
心拍数（回/分）	＜90	90〜109	≧110
呼吸数（回/分）	≦18	19〜30	＞30
静止することがない：目的のない動き	なし	時々 軽度の動き	頻繁な動き
奇異性呼吸パターン：吸気時の腹部陥没	なし		あり
呼吸補助筋の使用：吸気時の鎖骨挙上	なし	わずかな挙上	明白な挙上
呼気終末の呻吟：喉音	なし		あり
鼻翼の拡張：鼻孔の不随意運動	なし		あり
恐怖の容貌	なし		両目を大きく開く 顔面の筋緊張 眉間の深いしわ 口を開ける 歯を噛みしめる

（文献 26 より作成）

Profile : an instrument for climical and laboratory research. *Eur Respir J,* **45** : 1681-1691, 2015.

21) Okuyama T, et al : Japanese Version of the M. D. Anderson Symptom Inventry : a Validation Study. *J Pain Symptom Manage,* **26** : 1093-1104, 2003.

22) Guyatt GH, et al : A measure of quality of life for clinical trials in chronic lung disease. *Thorax,* **42** : 773-778, 1987.

23) Jones PW, et al : A self- complete measure of health status for chronic airflow limitation. The St. George7s Respiratory Questionnaire. *Am Rev Respir Dis,* **145**(6) : 1321-1327, 1992.

24) Jones PW, et al : Development and first validation of the COPD Assessment Test. *Eur Respir J,* **34**(3) : 648-654, 2009.

25) Dougan CF, et al : Development of a patient-specific dyspnoea questionnaire in motor neurone disease(MND) : the MND dyspnoea rating scale(MDRS). *J Neurol Sci,* **180** : 86-93, 2000.

26) Campbell ML, et al : A Respiratory Distress Observation Scale for Patients Unable To Self-Report Dyspnea. *J Palliat Med,* **13** : 285-289, 2010.

MB Med Reha **No.257**：**9-15**, 2021

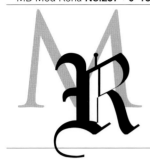

特集／リハビリテーション診療の現場で悩む呼吸トラブル対策

Ⅰ．呼吸困難
呼吸困難に対する呼吸リハビリテーション

一場友実[*1]　宮川哲夫[*2]

Abstract　呼吸リハビリテーションの中核である運動療法においても呼吸困難が制限因子となることが多く，この呼吸困難をいかに軽減させるかは呼吸リハビリテーションにおいて重要な課題の1つである．呼吸困難のメカニズムは様々報告されているが，中枢-末梢ミスマッチ説は呼吸筋ストレッチ体操に応用されており，motor command theory は現在最も支持されているメカニズムの1つである．呼吸困難に対する呼吸リハビリテーションとして，呼吸練習（口すぼめ呼吸，腹式呼吸），リラクセーション肢位，呼吸介助，呼吸筋トレーニング，呼吸筋ストレッチ体操，顔面の扇風機，神経筋電気刺激などがある．Motor command theory の呼吸運動出力を用いた検討においてリラクセーション肢位としてはセミファーラー肢位が推奨され，またリラクセーション肢位での呼吸介助併用効果も認められている．さらに呼吸筋トレーニングの効果として，呼吸困難が軽減し，最大吸気圧，運動耐容能，横隔膜筋厚も増加することが認められている．

Key words　呼吸困難（dyspnea），リラクセーション肢位（relaxation posture），呼吸筋トレーニング（respiratory muscle training），呼吸筋ストレッチ体操（respiratory muscle stretch），呼吸運動出力（respiratory motor output）

はじめに

　呼吸困難とは動的・静的を含め呼吸運動に伴い生じる呼吸の不快感という感覚である．予後を決定する因子ともいわれており，この呼吸困難をいかに軽減させるかは呼吸リハビリテーションにおいて重要な課題の1つである．呼吸困難のメカニズムとして，化学受容器，機械的受容器，長さ-張力不均等説，中枢-末梢ミスマッチ説，呼吸運動出力と換気との不均衡，motor command theory など様々な要因が関係する[1]（**図1**）．

1．呼吸困難のメカニズム
1）化学受容器

　動脈血酸素分圧（PaO$_2$）や動脈血二酸化炭素分圧（PaCO$_2$）は中枢化学受容器や頚動脈小体を中心とした末梢化学受容器で受容され，低酸素や高炭酸ガス状態が呼吸困難の発生に関係するという報告は多い．しかし呼吸困難と低酸素血症や高炭酸ガス血症の程度は必ずしも一致せず，影響は絶対的ではない[2)3)]．

2）機械的受容器

　呼吸困難にかかわる機械的受容器は気道，肺，胸壁に存在する．上気道の cold レセプターと呼ばれる受容器において，冷気刺激は呼吸困難を減少させる．反対に気管や中枢気管支にあるイリタント受容器からの求心性情報は呼吸困難を悪化させる．肺には呼吸の神経性調節（ヘーリング・ブロイエル反射）にかかわる受容器が存在し，この求心性情報は呼吸困難を減少すると考えられている[2)]．

3）長さ-張力不均衡説

　長さ-張力不均衡説[4)]とは，吸気筋が発揮した力に見合った実換気量が得られないと呼吸困難が発

[*1] Tomomi ICHIBA，〒 181-8612　東京都三鷹市下連雀 5-4-1　杏林大学保健学部理学療法学科，准教授
[*2] Tetsuo MIYAGAWA，昭和大学大学院保健医療学研究科呼吸ケア領域，教授

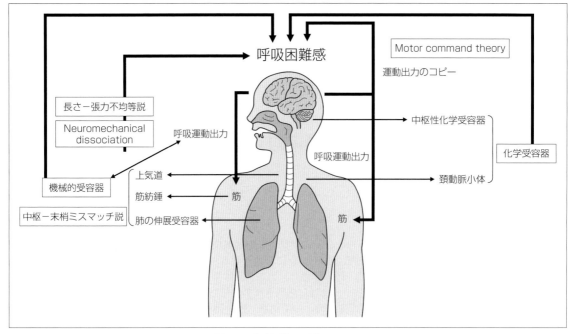

図 1. 呼吸困難の感知モデル

生するという説であり，様々な理学療法場面の治療と関係がある．

4）中枢-末梢ミスマッチ説

中枢-末梢ミスマッチ説[5]とは，筋からの求心性情報と活動する筋が一致しないと呼吸困難が発生するという説で，呼吸筋ストレッチ体操へ応用されており，呼吸筋ストレッチ体操による安静時・運動時の呼吸困難の軽減には，胸郭可動域の改善とFRC（機能的残気量）の減少が関連している[6]．

5）呼吸運動出力と換気との不均衡

呼吸運動出力と換気との不均衡とは，吸気努力に対して得られる実換気量が少ないと呼吸困難が感知されるという説で，O'Donnellら[7][8]がNeuromechanical dissociation（あるいはneuroventilatory dissociation）として提唱し，運動時にもよく一致する．

6）Motor command theory

Motor command theory[9]とは，運動野からの呼吸運動出力は呼吸筋のみでなく，その情報のコピーが大脳の運動野にも投影されることにより呼吸困難を知覚するという説である．呼吸運動出力が増加すれば呼吸困難が増悪するというもので，様々な理学療法場面におけるコンディショニングと関係があるといわれており，現在最も支持され

ているメカニズムの1つである．

2．気道閉塞圧

この呼吸困難と関係のある呼吸運動出力の指標として気道閉塞圧（$P_{0.1}$）[10][11]がある．$P_{0.1}$とは吸気開始直後の口腔内圧が陰圧となった0.1秒後に得られる口腔内圧のことである．$P_{0.1}$の正常範囲は1〜2 cmH_2Oであり[12][13]，呼吸中枢活動が活発になると高値を示すといわれている．また慢性閉塞性肺疾患（chronic obstructive pulmonary disease；COPD）の場合，健常者に比べると明らかに高値を示し[14][15]，重症度が高ければその傾向は強くなる[16]．$P_{0.1}$，$P_{0.1}$/PImax（最大吸気圧：Maximal inspiratory pressure；PImax）は人工呼吸器からのウィーニングの予測指標として使用されており[17]，PImaxよりも予測に適すといわれている．我々はこの$P_{0.1}$を用い呼吸困難に関する研究を行っている．

呼吸困難に対する呼吸リハビリテーション

1．呼吸練習，リラクセーション肢位，呼吸介助

呼吸困難を軽減させる理学療法手技として，ポジショニングを含むリラクセーション手技，呼吸法指導（口すぼめ呼吸，腹式呼吸），排痰手技，呼吸介助手技などがある．また，これらはディコン

ディショニング状態の改善，効率的な運動療法の実施，さらに運動に対するアドヒアランス向上のための介入であるコンディショニングとしても位置づけられており，重要性が高い[18]．ポジショニングにはセミファーラー肢位，枕を抱えたまたは肘を膝についた前傾座位などが用いられる．健常成人男性を対象に$P_{0.1}$と心拍変動解析による自律神経評価を用いたリラクセーション肢位を比較した我々の研究では，セミファーラー肢位で最もリラクセーション効果が得られた[19]．また対象をCOPDとし同様の評価方法で検討を実施した際も，セミファーラー肢位が最もリラクセーション効果が得られやすい肢位であることが認められた．しかし$P_{0.1}$と心拍変動に有意な差は認められなかった[20]．さらにCOPDを対象にリラクセーション肢位を選択してもらい，その肢位で呼吸介助手技を併用する効果，また重症度とリラクセーション肢位の関連性について検討を行った．その結果，リラクセーション肢位での呼吸介助手技には併用の効果が認められた．さらにリラクセーション肢位選択は重症度により異なり，GOLD（Global Initiative for Chronic Obstructive Lung Disease）Ⅲ［重症］ではセミファーラー肢位を，GOLDⅣ［最重症］では前傾座位を選択したものが有意に多く，重症度が高いほどリラクセーション肢位を選択することが明らかとなった．しかし$P_{0.1}$には有意な差は認められず，リラクセーション肢位での呼吸介助は中枢ではなく末梢の因子が改善し呼吸仕事量が減少したと考える[21]．これらの結果より呼吸困難を軽減させる理学療法手技として推奨されているリラクセーション手技，呼吸介助手技は有用であることが明らかとなった．

2．IMT

呼吸リハビリテーションは運動療法をプログラムの中心として，コンディショニング，日常生活活動（activities of daily living；ADL）トレーニングを組み合わせて実施する．運動療法において呼吸筋トレーニングは，基盤的な種目の1つである[22]．呼吸筋トレーニングには吸気筋トレーニング（inspiratory muscle training；IMT）と呼気筋トレーニング（expiratory muscle training；EMT）があるが，主にIMTが行われている[23][24]．IMTには腹部重錘負荷法（abdominal pad method）と機器を用いる方法がある．Abdominal pad methodは昔から周知されており，背臥位で腹部の上に重量物を載せて吸気抵抗を付加するものである[25]．

機器を使用する方法には吸気抵抗負荷法と過換気法がある．吸気抵抗負荷法[26]は吸気筋を高強度・低速度で収縮させることにより吸気筋力の増加をはかる．P-flex®，Threshold-IMT®，POWER breathe®などの機器がある．過換気法は吸気筋を低強度・高速度で収縮させることによる吸気筋持久力の向上を目的としている．インセンティブスパイロメーターやTriflo®などの機器が使用されている．近年新しいIMT機器としてテーパリング（tapered）型が開発された．Tapered型の負荷様式としては吸気開始とともに負荷圧が漸減するが，気流は増加する[27]．また圧が漸減するため努力感は低下するため，tapered型を用いたほうがトレーニング期間に抵抗をより強く漸増させることができ，threshold型に比して吸気筋力，吸気筋持久力がより増強したとの報告がある[28]．一般的なIMTの負荷圧は30% PImax未満が低強度負荷（低負荷），30% PImax以上60% PImax未満が中等度負荷圧（中負荷），60% PImax以上が高強度負荷圧（高負荷）に分類される[26][29][30]．現在，COPDにおけるIMTの負荷圧は30% PImax以上の中負荷で1回15分を1日2回実施することが標準となっている[26]．

GOLDガイドラインではCOPDの包括的呼吸リハビリテーション・プログラムにおいて呼吸筋トレーニングの併用は付加的効果があるとの報告がある[31]．IMTのエビデンスとして，2011年のGosselinkらの32論文830例のCOPDを対象にしたメタアナリシス[32]では，PImax，呼吸筋耐久力，漸増負荷圧，運動耐容能，Borg Scale，呼吸困難，健康関連QOL（Health Related Quality of Life；

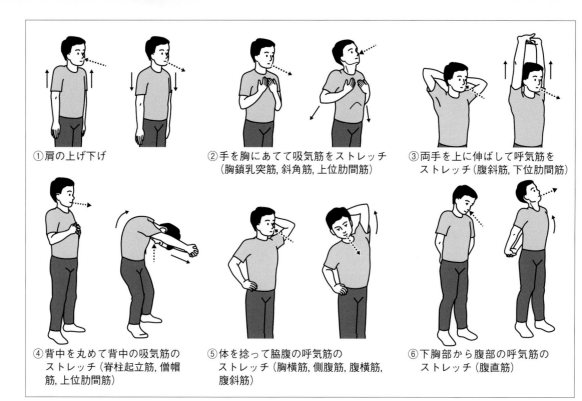

図 2. 呼吸筋ストレッチ体操

① 肩の上げ下げ

② 手を胸にあてて吸気筋をストレッチ（胸鎖乳突筋，斜角筋，上位肋間筋）

③ 両手を上に伸ばして呼気筋をストレッチ（腹斜筋，下位肋間筋）

④ 背中を丸めて背中の吸気筋のストレッチ（脊柱起立筋，僧帽筋，上位肋間筋）

⑤ 体を捻って脇腹の呼気筋のストレッチ（胸横筋，側腹筋，腹横筋，腹斜筋）

⑥ 下胸部から腹部の呼気筋のストレッチ（腹直筋）

HRQOL)のすべての項目で有意な改善が認められる．しかし，呼吸筋トレーニングの有効性は限られた範囲のものであり，運動療法ほど大きい効果ではない．有効なのは PImax が 60 cmH$_2$O 以下の症例であり，負荷強度は PImax の 30％以上であることが報告されている．また 2018 年の Beaumont らの 37 論文 1,427 例の COPD を対象にしたメタアナリシス[33]では，呼吸困難，吸気筋力，6 分間歩行距離（6 Minutes Walking Distance；6MWD)は改善するが，呼吸困難の改善は呼吸筋力に関係しないとの報告がある．さらに，2020 年の Figueiredo らの 1,230 論文 1,996 例の COPD を対象としたメタアナリシスでは，PImax，6MWD，FEV$_1$（1 秒量）は改善が認められるが，呼吸困難と QOL は改善を認めない．また高負荷（60～80％PImax)でより大きな改善があり，4 週間の短期の介入で PImax が改善すると報告している．諸家らの報告からも呼吸筋トレーニングの効果に関して一定の見解が得られていないのが現状である．そこで我々は P$_{0.1}$ と超音波を使用した横隔膜運動の評価項目も取り入れ，COPD に対する IMT トレーニング併用効果について検討を行った．Threshold 型の POWER breathe® Medic Plus を用い，今までの個々の外来リハビリテーションのメニューに IMT を併用させた．負荷は PImax の 20％から開始し 50％まで増強させ，1 日 30 回を 2 セット，2 か月間毎日 IMT を実施してもらった．その結果 PImax，6MWD，横隔膜筋厚でトレーニング後に有意な増加が認められた．また 6MWD 後の recovery 期間 1 分後の RR（呼吸回数)，Borg Scale（Dyspnea，Leg fatigue)においても有意に低値を示した．これらの結果より IMT トレーニングは呼吸筋力のみならず，他の呼吸機能の改善にも影響を与えることが示唆された．しかし P$_{0.1}$ には有意な差は認められず，IMT トレーニングは呼吸中枢からのアウトプットは変化せず，末梢の呼吸筋力の向上により，肺メカニクスが改善され呼吸困難が減少したものと考える[35]．

3．呼吸筋ストレッチ体操（図2）

呼吸筋ストレッチ体操（respiratory muscle stretch gymnastics；RMSG)は前述の中枢-末梢ミスマッチ説[5]を応用したものであり，吸息時に

は上位肋間筋や頚部筋などの吸気筋をストレッチし，呼息時には主に下位肋間筋の呼気筋をストレッチするものである．すなわち筋肉の収縮時にその筋紡錘を刺激する（in-phase vibration；IPV）と呼吸困難が軽減し[36)37)]，逆に吸息時に呼息筋の筋紡錘を，呼息時に吸息筋の筋紡錘を刺激する（out-of-phase vibration；OPV）と呼吸困難が増悪する[36)]．RMSG として，① 肩の上げ下げ，② 手を胸に当てて胸の筋をストレッチ，③ 両手を上へ伸ばして胸の筋をストレッチ，④ 背中を丸めて背中の筋をストレッチ，⑤ 体幹を横に傾けて脇腹をストレッチ，⑥ 両手を背中に伸ばして胸の筋をストレッチの6種類がある．それぞれの体操は5〜10回ずつ1日3回程度繰り返すことが推奨され，腹式呼吸や口すぼめ呼吸も併用しながら，吸気時には吸気筋のストレッチを，呼気時には呼気筋のストレッチを行う[38)]．RMSG は，呼吸困難の軽減，肺の過膨張の是正，運動能力や QOL を改善する効果があると報告されている[6)]．さらに RMSG は呼吸機能への効果だけでなく，Parkinson 病患者の無動などの動作緩慢症状に対する効果や睡眠障害に対する好影響も報告されている[39)]．

4．顔面の扇風機

呼吸困難に対し扇風機を用いて顔へ送風する（顔面の扇風機）支援は臨床ではよく行われており，健常者や COPD などを対象とした研究では，顔への冷風刺激により呼吸困難が改善したという報告がある[40)〜43)]．

さらに Galbraith ら[44)]は，肺がん患者を含む呼吸困難のある患者を対象に顔に送風した場合に呼吸困難が有意に低下したと報告している．呼吸困難緩和の機序として，三叉神経領域の冷風刺激が仮説として挙げられている[45)]．三叉神経第2・3枝領域の顔面皮膚の冷却や鼻粘膜・上気道の気流受容体を介して中枢における呼吸困難の知覚を変化させることで，呼吸ドライブを低下させ，呼吸困難が軽減すると考えられている[46)]．

5．神経筋電気刺激

神経筋電気刺激のエビデンスとして2020年の

Wu らの13論文447例の COPD を対象としたメタアナリシスでは，運動耐容能，息切れ，下肢疲労，HRQOL が改善している．しかし，最大酸素摂取量や最大運動能の改善は認められていない[47)]．神経筋電気刺激は運動トレーニングに比べ，呼吸困難を感じずに筋力トレーニングが可能であるため，今後有効なトレーニング方法の確立が望まれる．

さいごに

以上のように呼吸困難に対する呼吸リハビリテーションアプローチは様々ある．呼吸困難は日常生活の中で身体活動性の低下をきたし運動が制限され，さらに労作時の呼吸困難も増強し，それにより ADL や QOL の低下を引き起こすという悪循環を助長し，生命予後にも影響を与える．呼吸リハビリテーションの中核である運動療法においても呼吸困難が制限因子となることが多く見受けられ，この呼吸困難への対処は重要な課題であり，呼吸リハビリテーションにおける呼吸困難の改善は主要目標の1つである．

文 献

1) 解良武士ほか：呼吸困難感の感知モデルからみた呼吸リハビリテーション．理療臨研教，**18**：9-14，2011．
2) 泉崎雅彦，本間生夫：呼吸困難感のメカニズム．呼と循，**51**(1)：57-65，2003．
3) 飛田 渉：呼吸困難の定量的評価と生理機能．呼と循，**45**(3)：245-251，1997．
4) Campbell EJ, Howell JB：The sensation of breathlessness. *Br Med Bull*, **19**：36-40, 1963.
5) Homma I, et al：Gate mechanism in breathlessness caused by chest wall vibration in humans. *J Appl Physiol*, **56**(1)：8-11, 1984.
6) Minoguchi H, et al：Cross-over comparison between respiratory muscle strech gymnastics and inspiratory muscle training. *Internal Medicine*, **41**(10)：805-812, 2002.
7) O'Donnell DE, et al：Pathophysiology of dyspnea in chronic obstructive pulmonary disease：a

roundtable. *Proc Am Thorac Soc*, **4**(2)：145-168, 2007.

8) Parshall MB, et al：An official American Thoracic Society statement：update on the mechanisms, assessment, and management of dyspnea. *Am J Respir Crit Care Med*, **185**(4)：435-452, 2012.
Summary 呼吸困難のメカニズムについての各種の考え方および息切れの評価法と治療法について詳細をまとめてある.

9) Killian KJ, et al：Effect of increased lung volume on perception of breathlessness, effort, and tension. *J Appl Physiol*, **57**：686-691, 1984.

10) Manning HL, Schwartzstein RM：Pathophysiology of dyspnea. *N Engl J Med*, **333**(23)：1547-1553, 1995.

11) Milic-Emili J, et al：New tests to assess lung function：occlusion pressure--a simple measure of the respiratory center's output. *N Engl J Med*, **293**(20)：1029-1030, 1975.

12) Whitelaw WA, Derenne JP：Airway occlusion pressure. *J Appl Physiol*, **74**：1475-1483, 1993.

13) Whitelaw WA, et al：Occlusion pressure as a measure of respiratory center output in conscious man. *Respir Physiol*, **3**：181-199, 1975.

14) Erbland ML, et al：Interaction of Hypoxia and Hypercapnia on Respiratory Drive in Patients with COPD. *Chest*, **97**：1289-1294, 1990.

15) Marin JM, et al：Ventilatory Drive at Rest and Perception of Exertional Dyspnea in Severe COPD. *Chest*, **115**：1293-1300, 1999.

16) Montes de Oca M, Celli BR：Mouth occlusion pressure, CO_2 response and hypercapnia in severe chronic obstructive pulmonary disease. *Eur Respire J*, **12**：666-671, 1998.

17) Nemer SN, et al：Evaluation of maximal inspiratory pressure, tracheal airway occlusion pressure, and its ratio in the weaning outcome. *J Crit Care*, **24**：441-446, 2009.

18) 日本呼吸ケア・リハビリテーション学会呼吸リハビリテーション委員会ワーキンググループほか（編）：呼吸リハビリテーションマニュアル—運動療法—, 第2版, pp.1-41, 照林社, 2012.

19) 一場友実ほか：リラクセーション肢位の違いが呼吸運動出力及び自律神経機能に与える影響. 理学療法科学, **25**(5)：657-662, 2010.

20) 一場友実ほか：慢性閉塞性肺疾患患者に対するリ

ラクセーション肢位の有効性. 日呼ケアリハ学誌, **20**(2)；146-151, 2010.

21) Ichiba T, et al：Effects of manual chest wall compression in participants with chronic obstructive pulmonary disease. *J Phys Ther Sci*, **30**：1349-1354, 2018.

22) American Thoracic Society, European Respiratory Society：An official ATS/ERS statement, Key concepts and advances in pulmonary rehabilitation. *Am J Respir Crit Care Med*, **188**：e13-e64, 2013.

23) Smith K, et al：Respiratory muscle training in chronic airflow limitation：A meta-analysis. *Am Rev Respir Dis*, **145**：533-539, 1992.

24) Lötters F, et al：Effects of controlled inspiratory muscle training in patients with COPD；a meta-analysis, *Eur Respir J*, **20**：570-576, 2002.

25) Lin KH, et al：Abdominal weight and inspiratory resistance：their immediate effects on inspiratory muscle functions during maximal voluntary breathing in chronic tetraplegic patients. *Arch Phys Med Rehabil*, **80**(7)：741-745, 1999.

26) Larson JL, et al：Inspiratory muscle training with a pressure threshold breathing device in patients with chronic obstructive pulmonary disease. *Am Rev Respir Dis*, **138**(3)：689-696, 1988.

27) Charususin N, et al：Inspiratory muscle training protocol for patients with chronic obstructive pulmonary disease (IMTCO study)：a multicentre randomized controlled trial. *BMJ Open*, **3**：e003101, 2013.

28) Langer D, et al：Efficacy of a novel method for inspiratory muscle training in people with chronic obstructive pulmonary disease. *Phys Ther*, **95**(9)：1264-1273, 2015.

29) Hill K, et al：High intensity inspiratory muscle training in COPD. *Eur Respir J*, **27**：1119-1128, 2006.

30) Villafranca C, et al：Effect of inspiratory muscle training with an intermediate load on inspiratory muscle power. *Eur Respir J*, **11**：28-33, 1998.

31) Global Initiative for Chronic Obstructive Lung Disease. Global Strategy for the Diagnosis, Management and Prevention of Chronic Obstructive Pulmonary Disease. NHLB/WHO workshop

report. Bethesda, National Heart, Lung and Blood Institute, April 2011 ; Update of the Management Sections, GOLD website〔www.goldcopd.com〕, updated : December 2016.

32) Gosselink R, et al : Impact of inspiratory muscle training in patients with COPD : what is the evidence? *Eur Respir J*, **37** : 416-425, 2011.

33) Beaumont M, et al : Effects of inspiratory muscle training in COPD patients. A systematic review and meta-analysis. *Clin Respir J*, **12**(7) : 1-11, 2018.

34) Figueiredo RIN, et al : Inspiratory Muscle Training in COPD. *Respir Care*, **65**(8) : 1189-1201, 2020.
Summary COPD の IMT に関する最新のメタアナリシス.

35) Ichiba T, et al : Effect of inspiratory muscle training in patients with COPD. *Respir Care*, **63** (Suppl 10) : 3025383, 2018.

36) Shibuya M, et al : Effect of chest wall vibration on dyspnea in patients with chronic respiratory disease. *Am J Respir Crit Care Med*, **149** : 1235-1240, 1994.

37) Edo H, et al : Effect of chest wall vibration on breathlessness during hypercapnic ventilatory response. *J Appl Physiol*, **84** : 1487-1491, 1998.

38) 本間生夫(監), 田中一正(編) : 呼吸筋ストレッチ体操解説編. 公害健康被害補償予防協会, 2002.

39) 佐藤　勝ほか : Parkinson 病患者の睡眠障害に対する呼吸筋ストレッチ体操の影響. 神経治療, **28** : 167-171, 2011.

40) Schwartzstein RM, et al : Cold facial stimulation reduces breathlessness induced in normal subjects. *Am Rev Respir Dis*, **136** : 58-61, 1987.

41) Simon PM, et al : Oral mucosal stimulation modulates intensity of breathlessness induced in normal subjects. *Am Rev Respir Dis*, **144** : 419-422, 1991.

42) Burgess KR, Whitelaw WA : Effects of nasal cold receptors on pattern of breathing. *J Appl Physiol*, **64** : 371-376, 1988.

43) Liss HP, Grant BJ : The effect of nasal flow on breathlessness in patients with chronic obstructive pulmonary disease. *Am Rev Respir Dis*, **137** : 1285-1288, 1988.

44) Galbraith S, et al : Does the use of a handheld fan improve chronic dyspnea? A randomized, controlled, crossover trial. *J Pain Symptom Manage*, **39** : 831-838, 2010.

45) Abernethy AP, et al : Effect of palliative oxygen versus room air in relief of breathlessness in patients with refractory dyspnoea : a double-blind, randomized controlled trial. *Lancet*, **376** : 784-793, 2010.

46) Swan F, et al : Airflow relieves chronic breathlessness in people with advanced disease : An exploratory systematic review and meta-analyses. *Palliat Med*, **33** : 618-633, 2019.

47) Wu X, et al : Effects of neuromuscular electrical stimulation on exercise capacity and quality of life in COPD patients : a systematic review and meta-analysis. *Biosci Rep*, **40** : BSR20191912, 2020.

四季を楽しむ

ビジュアル 嚥下食レシピ

好評

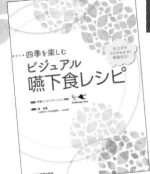

| 監修・執筆 | 宇部リハビリテーション病院 田辺のぶか，東 栄治，米村礼子 |

Swallowing Team

編集 原 浩貴（川崎医科大学耳鼻咽喉科 主任教授）

2019年2月発行 B5判 150頁 定価3,960円（本体3,600円＋税）

見て楽しい、食べて美味しい、四季を代表する22の嚥下食レシピを掲載！
お雑煮からバーベキュー、ビールゼリーまで、イベント食、お祝い食に大活躍！
詳細な写真付きの工程説明と、仕上げのコツがわかる動画で、作り方が見て
わかりやすく、嚥下障害の基本的知識も解説された、充実の1冊です。

目次

嚥下障害についての基本的知識
　嚥下障害を起こしやすい疾患と全身状態
　より安全に食べるために
　1．嚥下の姿勢/2．嚥下訓練・摂食嚥下リハビリテーション/3．食事介助を行う場合の留意点と工夫
レシピ
　🌸春　ちらし寿司/ひし餅ゼリー/桜餅/若竹汁/ぶりの照り焼き
　🌀夏　七夕そうめん/うな丼/すいかゼリー/バーベキュー
　🍁秋　月見団子/栗ご飯/鮭の幽庵焼き
　❄冬　かぼちゃの煮物/クリスマスチキン/年越しそば/お雑煮/昆布巻き・海老の黄金焼き/七草粥/
　　　　巻き寿司/いわしの蒲焼き
　🌼その他　ビールゼリー/握り寿司
　Column　α-アミラーゼの秘密/大変身！簡単お肉料理アレンジ/アレンジ!!月見団子のソース ほか全7本

食べやすさ，栄養，見た目，味を追及したレシピ！

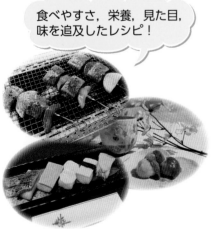

豊富な写真で工程が見てわかる！

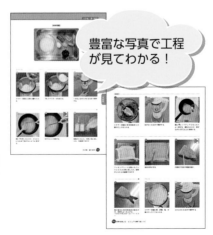

動画付きで仕上げのコツが見てわかる！

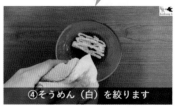
④そうめん（白）を絞ります

全日本病院出版会
〒113-0033 東京都文京区本郷3-16-4　Tel:03-5689-5989
www.zenniti.com　　　　　　　　　　　　　　　　Fax:03-5689-8030

MB Med Reha **No.257**：**17–22**, 2021

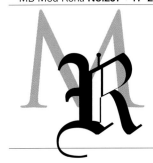

Ⅱ．喀痰障害
喀痰を生じる病態と喀痰診療のポイント

金子 猛*

　Abstract　喀痰診療に関する世界初のガイドラインである，日本呼吸器学会「咳嗽・喀痰の診療ガイドライン 2019」に基づき，喀痰を生じる病態と診療のポイントについて概説した．喀痰の存在は異常であり，気道炎症などの気道分泌を亢進させる病態が存在していることを示唆する．喀痰症状の背景にある気道過分泌の病態を正しく診断したうえで治療を行うことが重要である．

　喀痰は，非侵襲的に採取できる極めて有用な臨床検体であり，肺や気道の状態をよく反映する．喀痰の出現時期，色調，臭い，性状，量，喀出困難度，そしてこれらの経時的な変化についての情報を収集し，喀痰の肉眼・嗅覚的および物理学的特性（レオロジー）の観察を経て，細菌学的検査，細胞診検査を実施することで，原因疾患が推定できる．気道過分泌を生じる原因疾患や病態に基づき，喀痰治療薬の選択を行う．基本的に，対症療法ではなく，原因疾患や病態に対する特異的治療を先行させることが重要である．

　Key words　気道分泌物（airway hypersecretion），粘液線毛輸送系（mucociliary transport system），ムチン（mucin），膿性痰（purulent sputum），喀痰調整薬（muco-active drugs）

はじめに

　喀痰症状は，同時に咳嗽も誘発することで患者の QOL を低下させ，喀出が困難になると換気障害が生じ，呼吸不全や窒息死の原因となる．さらに，気管支喘息や COPD（慢性閉塞性肺疾患）などの慢性呼吸器疾患においては，喀痰症状が重症の病態を示唆し，コントロール不良や病状進行，予後不良と相関している．したがって，喀痰症状の背景にある気道粘液過分泌の病態を理解することが極めて重要である．

　2019 年 4 月に，日本呼吸器学会から「咳嗽・喀痰の診療ガイドライン 2019」（以下，ガイドライン）[1]が上梓された．これは，喀痰診療に関する世界初のガイドラインである．

　本稿では，喀痰を生じる病態と診療のポイントについて，ガイドラインを基に概説する．

喀痰の発生機序と気道分泌物の役割

　喀痰とは，「下気道から気道外に喀出された気道分泌物の総称」とガイドラインにおいて定義されている．ここで，「気道分泌物」とは，気道の分泌細胞，すなわち粘膜下腺の粘液細胞と漿液細胞，および気道上皮の杯細胞からの分泌，また，気道粘膜の微小血管から漏出・滲出した血漿成分，さらに，気道上皮細胞から分泌される水分が混じり合ったものである．生理的な気道分泌物は下気道において 1 日約 100 m*l* 産生されるが，気道壁からの再吸収や呼吸に伴う蒸発などにより大部分は排除され，声門に到達する量は 1 日約 10 m*l* 程度であり，無意識のうちに嚥下されるため喀痰は生じない．したがって，喀痰の存在は異常であ

* Takeshi KANEKO，〒 236-0004　神奈川県横浜市金沢区福浦 3-9　横浜市立大学大学院医学研究科呼吸器病学，主任教授

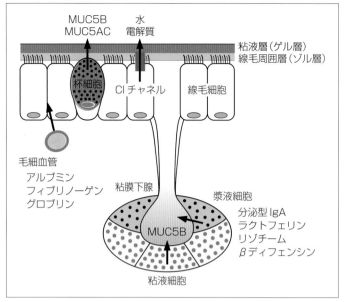

図 1.
下気道における粘液線毛輸送系
(「咳嗽・喀痰の診療ガイドライン 2019」より)

り，気道炎症などの気道分泌を亢進させる病態が存在していることを示唆する．気道分泌の異常な増加が線毛輸送の処理能力を上回り，気道内に貯留した分泌物が咳嗽により気道外に排除されるという生体防御反応の結果として喀痰が生じる．病的気道分泌物産生の経路と成分として，分泌細胞からのムチンおよびその他成分の分泌過剰，血漿成分の滲出・漏出，気道上皮からの水・電解質の分泌異常があり，物理・化学的性状が変化した分泌物が増加する．気道内腔へ浸潤した炎症細胞の壊死により放出される DNA やアクチン，血管透過性亢進に伴う血漿成分などは，気道分泌物の粘弾性を増加させる．

生理的な気道分泌物の機能についても理解をしておくことが重要である．これらには，① 恒常性保持機能(抗酸化作用，加湿，潤滑など)，② バリア機能(高分子の捕捉，微生物や粒子の侵入阻止，捕捉した異物排除のための輸送媒体)，③ 生体防御機能(免疫グロブリン反応，プロテアーゼの阻害など多様な酵素活性，リゾチームやラクトフェリンなどによる抗菌機能)を有しており，正常な呼吸運動を維持している．特に，バリア機能として，気道分泌物は粘液線毛輸送系の構成成分となり，気道のクリーニング機能を担っている．

気道分泌物は，ゲル層とゾル層の2層に分かれて，気道上皮を被覆している(**図1**)．ゾル層(線毛

周囲層)の成分は，気道上皮細胞から分泌される水分と漿液細胞から分泌される漿液に由来し水分を多く含んでいるため，この中に存在する線毛が運動しやすくなっている．一方，上層であるゲル層(粘液層)は，粘膜下腺の粘液細胞と杯細胞から分泌されるムチン(MUC5B と MUC5AC)を主成分としているため粘弾性が高く，線毛運動によってゾル層の上をスライドしながら喉頭方向に常時輸送されている．肺サーファクタントはゲル層とゾル層の間に膜状に存在することでゲル層の円滑な輸送を可能にしている．ゲル層の形成プロセスに関して，粘膜下腺から索状になって上皮細胞の上に向かって分泌され，これを杯細胞から分泌された，シート状および糸状の MUC5AC が巻き付き，あるいは包み込むようにして MUC5B を補強していることが近年明らかにされた(**図2**)[2]．また，ゾル層にもムチンやムコ多糖が豊富に含まれており，これらが線毛につなぎ止められてブラシ様構造を形成することで，ゲル層内のムチンや吸入された異物のゾル層内への侵入が阻止され，ゲル層とゾル層が混合せずに2層構造が保持される(**図3**)[3]．

喀痰の分類と原因疾患

喀痰はその外観から粘液性，漿液性，膿性に大きく分類される．粘液性痰は，原因疾患として気

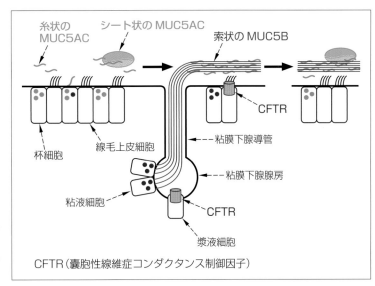

図 2.
ブタ気道におけるムチン分泌による
気道粘液層の形成

（文献 2 より）

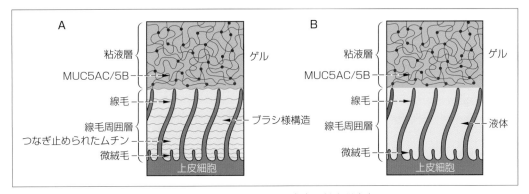

図 3. ゾル層の構造，新説（A），従来説（B）

（文献 3 より）

管支炎，COPD，気管支喘息などが多く，漿液性痰では，肺うっ血，ARDS（急性呼吸窮迫症候群），細気管支炎，肺胞上皮がんなどがある．これらは感染の合併がなければ，基本的に無色透明ないし白色である．膿性痰の存在は，細菌感染を示唆するため，日常診療においては，抗菌薬投与の必要性を判断する根拠とされている．しかし，気管支喘息発作時の好酸球を多く含んだ喀痰やウイルス感染時の喀痰などでも膿性を呈することがあるため，注意を要する．

　膿性痰は淡黄色が多いが，膿の量が増えると，濃い黄色から濃緑色となる．海外では，M，MP，P（purulent）痰の色調チャートが利用されており，この色調チャートと痰培養結果の関係は，M 痰で 5%，MP 痰で 43.5%，P 痰で 86.4% が培養陽性であり，色調判定の患者-医師間の一致率も高く，その有用性は高いと報告されている．喀痰の膿性

度については，主に細菌検査（グラム染色や培養検査）の適否のために次のような分類を行う．喀痰の分類には肉眼的および顕微鏡的分類があり，最も一般的なものとして，それぞれ Miller & Jones 分類と Geckler 分類がある（**表 1，2**）．微生物検査に適したものは Miller & Jones 分類では P2，P3 であり，Geckler 分類では 4，5 である．これら以外は，低品質の喀痰であり，検査結果については信頼性が低くなる．Miller & Jones 分類では，P3，P2，P1，M2，M1 の順に高品質と評価される．Geckler 1〜3 は唾液が多く不適切，6 は経皮的気管内吸引法，あるいは白血球減少時の検体であれば適切と考えられる．

喀痰診療の手順（図 4）

　喀痰診療においては，問診により慢性呼吸器疾患などの基礎疾患や鼻・副鼻腔炎などの合併症の

表 1. Miller & Jones 分類

M1	唾液，完全な粘性痰
M2	粘性痰だが少量の膿性痰が含まれる
P1	膿性痰が 1/3 以下
P2	膿性痰が 1/3〜2/3
P3	膿性痰が 2/3 以上

（「咳嗽・喀痰の診療ガイドライン 2019」より）

表 2. Geckler 分類

G	細胞数／視野（100 倍）		Geckler らの判定
	扁平上皮細胞	好中球	
1	>25	<10	−
2	>25	10〜25	−
3	>25	>25	−
4	10〜25	>25	＋
5	<10	>25	＋＋
6	<25	<25	−〜＋＋

＋＋：培養の意義あり
−：培養の意義なし

（「咳嗽・喀痰の診療ガイドライン 2019」より）

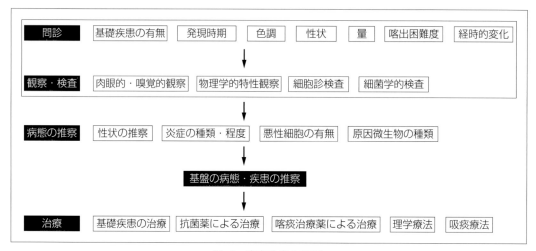

図 4. 喀痰診療の原則

（「咳嗽・喀痰の診療ガイドライン 2019」より）

病歴を確認しておくことが重要である．喀痰について，出現時期，色調，臭い，性状，量，喀出困難度，そしてこれらの経時的な変化についての情報を得る．次に，喀痰を採取し，肉眼・嗅覚的および物理学的特性（レオロジー）の観察を経て，喀痰検査を実施する．喀痰は，非侵襲的に採取できる極めて有用な臨床検体であり，肺や気道の状態をよく反映する．

喀痰検査には，細菌学的検査と細胞診検査がある．細菌学的検査により，気道感染症の診断，原因微生物の同定，感染の程度（特に抗酸菌塗抹検査による検出菌数），薬剤感受性の評価などを行う．高齢者や免疫機能低下症例における肺炎の場合は，肺結核の可能性を考慮し，一般細菌検査に加えて，抗酸菌検査も追加する．また，主に中高年の女性において，中葉舌区を中心として気管支拡張像とともに粒状影を認める場合も，MAC 症

を疑い同様に抗酸菌検査を行う．一方，細胞診検査は，肺がんをはじめとした悪性疾患の診断に重要である．さらに，気管支喘息や COPD などにおいては，炎症性細胞（特に好酸球や好中球）を同定し気道炎症の病態を明らかにすることで，フェノタイプ分類に基づく治療戦略が可能になる．喀痰検査においては，下気道由来の良質な喀痰を採取することが重要であり，特に細菌学的検査では，膿性痰が得られれば，原因微生物の検出の可能性が高まる．これらの喀痰検査によって得られた診断や情報をもとに治療を行う．

喀痰治療薬

喀痰治療薬とは，気道分泌物の産生あるいは分泌の抑制作用，および分泌物のクリアランスの促進作用を有するすべての薬剤が含まれ，喀痰調整薬（去痰薬）に加えて，呼吸器疾患の治療薬として

表 3. 喀痰治療薬

		作 用	代表的な治療薬	性状と効果*1	
				漿液性喀痰	粘液性喀痰
産生・分泌の抑制	杯細胞過形成の抑制	杯細胞化生・過形成を抑制し，気道粘液産生を抑制する	マクロライド系抗菌薬 クリアナール® スペリア®	/	◎
	副交感神経の抑制	副交感神経の節後線維末端から放出されるアセチルコリンと粘液細胞上のムスカリン受容体との結合を阻害する	抗コリン薬	◎	◎
	化学伝達物質の制御	活性酸素，プロテアーゼ，脂質メディエーター，サイトカインなどを制御することで粘液の産生や分泌を抑制する	抗アレルギー薬 LTRA コルチコステロイド	○	○
分泌物排除の促進	粘液溶解	ムチンを分解して気道粘液の粘稠度を低下させる	ビソルボン® ムコフィリン®*2 チスタニン®	/	◎
	粘液修復	気道粘液構成成分を正常化させる	ムコダイン®	◎	◎
	粘液潤滑	肺サーファクタントの分泌亢進により，気道粘液と気道上皮との粘着性を低下させる	ムコソルバン® ムコソルバン® L ムコサール®-L		◎
	線毛運動賦活	線毛運動を賦活化させることで，粘液線毛クリアランスを促進する	β₂刺激薬*3	○	○
	上皮細胞からの水分過剰分泌の抑制	気道上皮細胞のクロライドチャネルを介する水分の過剰分泌を抑制し，線毛運動に適したゾル層の厚さに調節する	マクロライド系抗菌薬	○	○
	咳嗽誘発	咳嗽反射を亢進させる	ACE 阻害薬	○	○

◎：効果が期待される，○：効果の可能性がある
＊1：各薬剤の添付文書に基づいて判断した
＊2：吸入液のみ
＊3：粘液分泌を亢進させる可能性がある

（「咳嗽・喀痰の診療ガイドライン 2019」より一部改変）

頻用される気管支拡張薬，抗炎症薬やコルチコステロイド薬，さらにはマクロライド系抗菌薬など多岐にわたる（表3）．ガイドラインでは，気道分泌物に対する作用機序に基づき治療薬を分類している．喀痰治療薬の投与により，気道分泌物に直接あるいは間接的に作用して，喀痰量の減少や喀出困難の改善，咳嗽の減少，そして気道閉塞感などを改善することが期待される．気道過分泌を生じる原因疾患や病態に基づき，喀痰治療薬の選択を行う．喀痰症状に対する治療の基本は対症療法ではなく，原因疾患や病態に対する特異的治療を先行させることが重要である．そのうえで，喀痰調整薬は補助薬として用いられる．

喀痰調整薬には，気道杯細胞過形成抑制（気道分泌細胞正常化）作用，粘液溶解作用，粘液修復作用，粘液潤滑作用など，作用や効果に違いがあるため，喀痰の性状や原疾患の病態に基づいて喀痰調整薬を適切に使い分けることで，喀痰症状の改善が期待できる．喀痰調整薬の投与に際しては，病態に応じた薬剤選択が重要であるが，喀痰の性状と病態を踏まえて，まず1剤から投与を開始して，症状の改善があれば継続し，そうでなければ他の作用機序を持つ薬剤へ変更，または併用を考慮する．効果の判定においては，喀痰の量，粘稠度，喀出のしやすさ，さらに，咳嗽や気道閉塞感などを指標にして判定する．

また，喀痰調整薬には，喀痰症状に対する効果に加えて，COPD の増悪抑制効果を有することがよく知られている[4]．このCOPD 増悪抑制効果については，内服については国内未承認である N-アセチルシステイン（NAC）に関する臨床試験データが主として蓄積されているが[5]，国内で使用可能なカルボシステイン[6]とアンブロキソール[7]についてもCOPD 増悪抑制効果が報告されて

いる．喀痰調整薬の投与のタイミングについて，本邦のCOPDのガイドラインでは，長時間作用性抗コリン薬と長時間作用性β_2刺激薬のいずれか単剤治療で効果不十分な場合に両者の併用を行う際，追加薬として投与を考慮することが推奨されており，喀痰調整薬は，比較的病状が進行した時期に投与する薬剤の位置づけになっている[8]．しかし，NAC内服投与によるCOPD増悪抑制効果は，GOLD(Global Initiative for Chronic Obstructive Lung Disease)のⅢ期［高度の気流閉塞］では認めず，Ⅱ期［中等度の気流閉塞］において認められたとの報告があるため[9]，喀痰調整薬は早期投与がより有効である可能性が示唆される．

おわりに

喀痰は慢性呼吸器疾患における代表的な症候であるが，急性気道感染症でも出現するため，プライマリケアをはじめとして，呼吸器内科以外の多くの診療科もその診療に携わる可能性がある．喀痰症状があることは異常であり，喀痰が遷延する場合は，その背景にある気道過分泌の病態を正しく診断することが重要であり，積極的に喀痰検査を含めた精査を実施する．その際，肺結核や肺がんなどの重大な疾患も考慮に入れておく必要がある．また，喀痰症状に対する治療戦略においては，原因疾患や病態に対する特異的治療を先行させることが基本であることを忘れてはならない．

文　献

1) 日本呼吸器学会 咳嗽・喀痰の診療ガイドライン2019作成委員会(編)：咳嗽・喀痰の診療ガイドライン2019，メディカルレビュー社，2019.
2) Ostedgaard LS, et al：Gel-forming mucins form distinct morphologic structures in airways. *Proc Natl Acad Sci U S A*, **114**：6842-6847, 2017.
3) Button B, et al：A periciliary brush promotes the lung health by separating the mucus layer from airway epithelia. *Science*, **337**：937-941, 2012.
4) Poole P, et al：Mucolytic agents versus placebo for chronic bronchitis or chronic obstructive pulmonary disease. *Cochrane Database Syst Rev*, **5**：CD001287, 2019.
5) Fowdar K, et al：The effect of N-acetylcysteine on exacerbations of chronic obstructive pulmonary disease：A meta-analysis and systematic review. *Heart Lung*, **46**：120-128, 2017.
6) Zeng Z, et al：Effect of carbocisteine on patients with COPD：a systematic review and meta-analysis. *Int J Chron Obstruct Pulmon Dis*, **12**：2277-2283, 2017.
7) Malerba M, et al：Effect of twelve-months therapy with oral ambroxol in preventing exacerbations in patients with COPD. Double-blind, randomized, multicenter, placebo-controlled study(the AMETHIST Trial). *Pulm Pharmacol Ther*, **17**：27-34, 2004.
8) 日本呼吸器学会COPDガイドライン第5版作成委員会(編)：COPD(慢性閉塞性肺疾患)診断と治療のためのガイドライン2018, 第5版, メディカルレビュー社，2018.
9) Zheng JP, et al：Twice daily N-acetylcysteine 600 mg for exacerbations of chronic obstructive pulmonary disease(PANTHEON)：a randomised, double-blind placebo-controlled trial. *Lancet Respir Med*, **2**：187-194, 2014.

MB Med Reha **No.257**：23-30, 2021

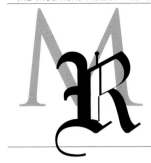

特集／リハビリテーション診療の現場で悩む呼吸トラブル対策

Ⅱ．喀痰障害

喀痰障害に対する気道クリアランス法

宮川哲夫*1　一場友実*2

Abstract　喀痰障害に対する気道クリアランス法には，現在，たくさんの方法が行われている．痰の移動は，咳嗽，線毛運動，気流（換気），重力，喀痰レオロジー，肺メカニクス，気道分泌物の存在する気管支の部位などによって影響を受ける．排痰のメカニズムで最も大切なのは，まず critical opening pressure を作り末梢肺をリクルートメントさせ，次に速い呼気流量で痰を中枢気道へ移動させ，そして咳あるいは機械的咳介助を用いて喀出させることである．痰粘弾性が高く，気道抵抗が高い排痰困難な場合は，胸郭外と肺内の方法を併用する．気道クリアランス法の選択には，疾患や病態，無気肺の有無，深呼吸の有無，痰の粘弾性，末梢か中枢気道，随意咳の有無，呼吸筋弱化の有無，年齢，耐性を考慮して選択する．

Key words　気道クリアランス法（airway clearance techniques），気道クリアランスの生理学（airway clearance physiology），気道解放閾値圧（critical opening pressure），機械的咳介助（mechanical insufflation-exsufflation；MI-E），高頻度胸壁振動法（high frequency chest wall oscillation；HFCWO）

はじめに

　喀痰障害に対する気道クリアランス法には，現在，以下の方法が行われている．① 体位排痰法：排痰体位，排痰手技，咳・ハフィング，② 陽圧：PEEP（呼気終末陽圧），CPAP［EzPAP®］，HFNC（ネーザルハイフロー），NPPV，IPPB，PEP（呼気陽圧）［TheraPEP®，PARIPEP® system，tPEP®］，③ 振動呼気陽圧［Flutter®，Acapella®，Quake®，Lung Flute®，RC-cornet®，Pari O-PEP®，Shaker®，AerobiKa®，Vibra-PEP®，Vibralung®］，④ 自律性排痰法（autogenic drainage；AD），⑤ ELTGOL（L'Expiration Lente Totale Glotte Ouverte en décubitus Latéral），⑥ 自動周期呼吸法（active cycle of breathing techniques；ACBT），⑦ 肺リクルートメント法：bag による加圧換気（hyperinflation），PEEP-ZEEP 法（呼気終末陽圧-0 呼気終末陽圧），⑧ 呼吸練習（incentive spirometry），⑨ 気管支鏡による気道内分泌物の吸引，⑩ kinetic bed，⑪ 肺内パーカッション換気（intrapulmonary percussive ventilation）［IPV®，Percussive Neb®］，⑫ 高頻度胸壁振動法（high frequency chest wall oscillation；HFCWO）［SmartVest®，HRTX®］，⑬ 機械的咳介助（mechanical insufflation-exsufflation；MI-E）［Cough AssistE70®，Comfort Cough Ⅱ®，VOCSN®，Pegaso®，Pulsor®］，⑭ FREE ASPIRE®，⑮ 運動，早期離床，⑯ 加湿療法，吸入療法，薬物療法などが行われている．

気道クリアランスの生理学

　痰の移動には，咳嗽，線毛運動，気流（換気），

*1 Tetsuo MIYAGAWA，〒 226-8555 神奈川県横浜市緑区十日市場町 1865　昭和大学大学院保健医療学研究科呼吸ケア領域，教授
*2 Tomomi ICHIBA，杏林大学保健学部理学療法学科，准教授

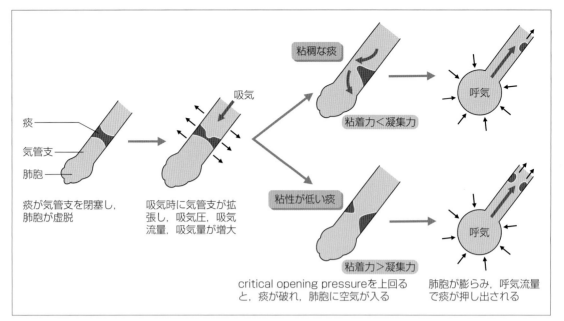

図 1. 気道解放閾値圧（critical opening pressure）

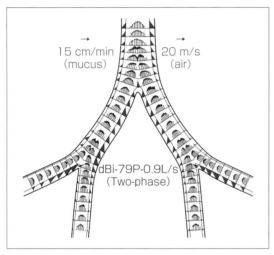

図 2. 気管分岐部の二相環状流
青：粘液，赤：気流

重力が大きく関与している．また，喀痰レオロ
ジー，肺メカニクス，気道分泌物の存在する気管
支の部位によっても影響を受ける[1]．

中枢気道からの咳嗽による痰の除去には，気道
の虚脱性と二相流が関係する．胸腔内圧と口腔内
圧の等しい等圧点より口側では，胸腔内圧の上昇
により気道が狭小化し，呼気流量が増加し痰を喀
出させる．気道の狭小化がなければ十分な呼気流
量を得ることはできない．咳による痰の除去は第
4〜5分岐部までの中枢側気管支から除去を行う．
また，末梢気道からの痰の移動にも気流が大きく

関与する．痰に有効な手技は critical opening
pressure を利用した末梢へのエアーエントリー
の改善と呼気流量の増加である[2]（**図 1**）．

気管支の直径は吸気時に増加し呼気時に減少
し，吸気よりも呼気時に粘液層に，より大きいエ
ネルギーが加わる．この呼気時の気道の狭小化
は，呼気の直線流と気道の剪断力を増加させ，一
回換気量において頭側への呼気流量バイアスを増
加させるが，より深い呼吸においてさらに増加
し，粘液線毛エスカレータは呼気時にその移動が
大きくなる．粘液線毛クリアランスは，線毛運動
周波数と分泌物の粘弾性により決定される．健常
者の線毛の周波数は 11〜13 Hz で，粘液移動は
4〜5 mm/分，粘液層の厚さは 5〜10 μm とされ，
弾性に対する粘性比と水和状態が関連し，粘性が
低く弾性が高いほうが粘液の移動速度は速くな
る[3]．一方，咳ではこれとは反対に弾性が低く粘
性が高いほうが移動しやすい[4]．また，病的肺で
は粘液は気道の直径の 20％にも達することもあ
る．二相流について粘液粘性，流量，重力，気管
分岐を含めた剪断力輸送モデルで分析した結果，
気管分岐部には重力の影響を受け，粘液は分岐部
の内壁に沿って留まる傾向があり，より厚い粘液
層が形成される（**図 2**）[5]．粘液で被われた気管支
は，粘液層が厚いと呼気流量が低下し，呼気流量

が大きいと粘液移動速度が大きい．喀痰の粘着性と凝集性に関する報告では，健常人の粘液に比べ，嚢胞性線維症では有機物やムチンが20倍程度あり，粘液の濃度が濃くなっている．咳による破壊力の強さは凝集性（分泌物を砕く）よりも粘着性（気道から剝がす）に与える影響が強い[6]．

　気道クリアランスに重要な因子は換気と呼気流量の改善，排痰体位（重力）であるが，頭低位は気道クリアランスを3〜5 mm/分改善する．しかし，側臥位では上側肺より下側肺の気道クリアランスを改善させるのは，重力よりも換気の改善がより影響するからである．深呼吸により虚脱した肺胞が拡張することを pendelluft 現象といい，側副気道の Martin 管を拡張するには17〜28 cmH$_2$O の圧が必要である．また，吸気終了時に虚脱肺胞を pendelluft 流量で拡張させるには3秒間の吸気ホールドが必要であるとされる[7]．

　呼気流量に関しては吸気流量よりも10%速ければクリアランスは改善する．痰の移動には，呼気流量30〜60 l/分は必要とされ[6]，咳による痰の除去には最大咳流量（PCF）160 l/分，気道感染時には痰の粘弾性が増すので270 l/分必要である．スクイージングによる排痰モデルでは，呼気胸部圧迫16.5 cmH$_2$O 以上で痰が移動し，流体力学抵抗は減少し，平均で7.4分岐まで移動している[8]．それぞれの気道クリアランス法による呼気流量の大きさについてまとめた[7][9]（**表1**）．

　振動周波数に関しては，13 Hz（11〜15 Hz）は線毛の共鳴振動数となり排痰を促すことが知られている．HFCWO の排痰モデルでは，周波数5 Hz から，振動圧 0.5 cmH$_2$O から痰は移動開始し，より大きい周波数と振動圧が有効である[8]．また，13 Hz（11〜15 Hz）の振動で痰の粘性・弾性・降伏値が改善し，粘液線毛クリアランスが8.2 mm/分から26 mm/分に改善したとの報告もある．振動周波数は17 Hz 以下が望ましいとされる[7]．

気道クリアランス法

1．体位排痰法と排痰手技

　気道クリアランス法で，最も行われている方法

表 1．気道クリアランスの最大呼気流量
（peak expiratory flow rate；PEFR）

	PEFR（l/分）
咳	280.2±114.8
ハフィング	302.4±121.4
バイブレーション	94.8±43.8
パーカッション	49.8±8.4
スクイージング	6.7〜43.8
自律性排痰法（AD）	85.2±28.8
Flutter®	67.8±18.0
Acapella®	35.4±4.8
呼気陽圧（PEP）	24.4±9.0

である．痰の存在する肺区域を最も高い位置にした体位をとり重力を利用する体位ドレナージと排痰手技を組み合わせ，末梢気道から中枢気道に痰が移動してくると咳・ハフィングあるいは吸引で喀出させる．人工呼吸中は重力の影響で荷重側肺障害をきたしやすく，背側の無気肺や肺炎を改善させるために腹臥位をとることが推奨されている．特に PaO$_2$（動脈血酸素分圧）/FiO$_2$（酸素濃度）が 150 mmHg 以下の重症 ARDS（急性呼吸窮迫症候群）において，腹臥位と肺保護戦略の併用で，生命予後が改善することがいくつかのメタ分析で報告されている[10]．COVID-19 肺炎でも重症度に関係なく，より早期からの腹臥位は酸素化の改善と重症化の予防となることが報告されている[11]．

　排痰手技による報告では，スクイージングと同じ方法である呼気胸郭圧迫法（expiratory rib cage compression）は欧州やブラジルで現在，最も行われている．これは人工呼吸中の呼気胸郭圧迫法で，痰吸引量，酸素化，肺コンプライアンスの改善の報告もあり，敗血症ショックの状態に行っても，血行動態，代謝，酸化ストレスへの影響は認めていない．しかし，3論文（93例）を対象としたメタ分析では，有用性は明らかにされていない[9][12]．この排痰効果は呼気流量の増加に依存していると思われる[13]．ARDS に対し APRV（気道圧解放換気）施行中で高圧から低圧の PEEP に開放するときにスクイージングを行うと，呼気流量が増加し排痰効果と酸素化の改善が大きい[14]．この方法と同じ概念である PEEP-ZEEP 法が，近

年行われるようになった．PEEP を 15 cmH₂O から 0 cmH₂O まで落とすときに徒手胸郭圧迫法を併用した結果，呼気流量が増大し排痰効果や動的コンプライアンスの改善を報告している[9][15]．COVID-19 肺炎による重症 ARDS 24 例（PaO_2/FiO_2 96.5±32.4 mmHg，PETCO₂［呼気終末二酸化炭素分圧］41.2±11.6 mmHg，PaCO₂［動脈血二酸化炭素分圧］74.2±14.1 mmHg，PEEP 37.4±4.4 cmH₂O，Cst［静的肺コンプライアンス］23.1±7.3 ml/cmH₂O，Pplat［プラトー圧］52.4±4.4 cmH₂O）の肺メカニクスからみると，末梢気道は粘弾性の強い粘液栓痰で閉塞している．ここで閉塞した気管支を再拡張させる critical opening pressure は 40〜50 cmH₂O 必要で，痰の吸引圧には 20 kPa も必要であった[16]．

すなわち痰を移動させるには，最初，肺リクルートメントを行って虚脱肺を拡張し，速い呼気流量で押し出すことが重要である．これとは逆の発想で，細気管支炎の小児に対して速い呼気流量では末梢気道が虚脱するため，ゆっくり長く呼出させる方法（prolonged slow expiration technique）と HFCWO の比較では両者とも同じ効果で末梢気道の痰の除去に有用であった[17]．

2．PEP, tPEP®

PEP は 10〜20 cmH₂O をかけ一回換気量程度で 12〜15 回呼吸し，一過性に FRC（機能的残気量）を上昇させて側副気道を開通させ排痰する方法である．嚢胞性線維症に対する気道クリアランス法では，国によって選択される方法が異なるが，英国で最も多い方法はこの PEP である．28 論文（788 例）を対象としたコクランの報告では，PEP と比較して，体位排痰法，自律性排痰法，振動 PEP，HFCWO，BiPAP（携帯型人工呼吸器），運動では呼吸機能，気道クリアランス，副作用，急性増悪において差を認めていない[18]．

tPEP® は，新しく開発された方法で一過性 PEP と呼ばれている．呼気時にのみ 1 cmH₂O の非侵襲的な圧力をかけ，呼気終了直前に停止し，この圧力の中断は気道の内圧を直ちに低下させ，粘液および分泌物を上気道に排出させる方法である．

tPEP® は肺胞内圧差 1.5 cmH₂O を利用することにより，吸入薬物の末梢気道の沈着率を 10% から 30% に改善させた．PEP や振動 PEP に比べ同様の効果で，COPD（慢性閉塞性肺疾患）の急性増悪，呼吸機能，HRQOL（健康関連 QOL），症状などが改善している[19]．

3．振動 PEP

呼気陽圧が 10 cmH₂O，振動周波数は 12 Hz 以上が望ましいとされる．19 論文を対象としたコクランの報告では，振動 PEP は，呼気陽圧，ACBT，体位排痰法，HFCWO，IPV®，運動に比べ，呼吸機能，喀痰量，運動耐容能，HRQOL，酸素化，急性増悪の頻度，満足度からみても差はなく同等の効果があるとしている[20]．

6 つの振動呼気圧の機器を比較すると，機器により呼気陽圧が 10〜20 cmH₂O，振動周波数は 10〜30 Hz，流量 10〜25 l/分と異なっている．今までの報告では振動圧が振動流量よりも重要とされていたが[21]，より弱い流量で振動と圧がかけられる Vibra-PEP® が有効としている[22]．これら振動呼気陽圧の機器はある程度の呼吸流量が必要であるが，Vibralung® は安静呼吸で可能であり，より重度の呼吸不全にも使用可能である[23]．

4．呼吸法：AD, ACBT, ELTGOL

AD は，呼吸基準位を FRC から中等度吸気位，最大吸気位へと上げて，それぞれ一回換気量で 3〜5 回ずつ行い，それぞれの呼吸を 3 秒間吸気ホールドする方法である．閉塞した気管支を拡張し側副気道を改善させ，FRC で痰を除去し中等度吸気位で痰を集め最大吸気位で喀出させる．呼気流量を 10% 上げるためには吸気はゆっくり行い，通常は座位で行う．ACBT は腹部に手を置き腹式呼吸を数回行い，そして痰のある胸郭に手を置き，その肺の部分呼吸を行う．それぞれの呼吸は 3 秒間吸気ホールドする．これを繰り返し，痰が移動してきたらハフィングで呼出する．これも閉塞した気管支を拡張し側副気道を改善させる方法で，排痰体位を併用する．ELTGOL は，側臥位で声門を開いてゆっくり残気量位まで呼気を行う方法で 10 回程度行うと気道クリアランスが改善する．

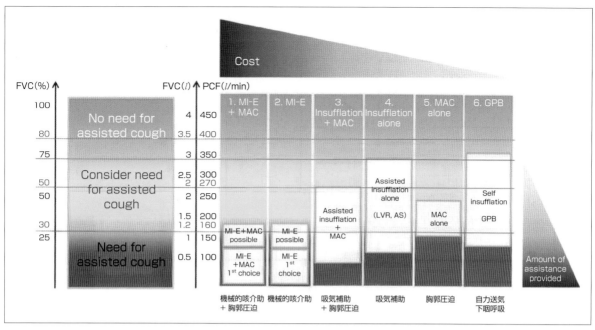

図 3. 呼吸機能からみた咳介助のアルゴリズム
FVC：努力肺活量，PCF：最大咳流量

9論文(213 例)を対象とした気管支拡張症に対する効果のメタ分析では，AD・ACBT・ELTGOL と振動 PEP の比較では安定期・急性増悪期の呼吸困難・HRQOL・排痰量の差を認めていない[24].

5．MI-E

MI-E は気道にゆっくり陽圧をかけ，その後急速に陰圧をかけることにより，咳を機械的に作り出す機器である．新しい人工呼吸器 VOCSN® には MI-E が内蔵され，人工呼吸中でも可能で，今後 IUC での使用が期待されている．MI-E は中枢気道の痰の除去に有効で，主に神経筋疾患，脳性麻痺，脊髄損傷，抜管後，嚥下障害などに用いられている．MI-E の使用方法は，$\pm 20\,cmH_2O$ から開始し，$\pm 5\,cmH_2O$ ごとに増加し，通常は $\pm 30 \sim 40\,cmH_2O$ は必要となり，$\pm 50 \sim 60\,cmH_2O$ に及ぶこともある．徒手的咳介助を併用するとさらに有効である．通常は連続して 3〜5 回行う．痰が取れにくい場合は陽圧≦陰圧とし，小児では吸気時間＞呼気時間：2＞1，吸気陽圧＜呼気陰圧，$\pm 15 \sim 40\,cmH_2O$ とする．人工気道では高流量が必要となり，$60 \sim 70\,cmH_2O$ の圧が必要である（**図 3**）[25].

合併症の報告は少ないが，胸痛，低血圧，気胸，呑気症による嘔吐，下咽頭虚脱が挙げられ，陽圧と陰圧の差＞$\pm 40\,cmH_2O$ では圧外傷のリスクが高くなる．特に陽圧時の声門内転，披裂喉頭蓋ひだの内転に伴う楔状結節の内旋，喉頭蓋の反転，下咽頭舌根の後方変位などを認め，陰圧時の下咽頭の狭窄も認める．頚部や胸部の聴診を行い閉塞がないかを確認する必要があり，圧の微調整が必要である．

我々の研究では，吸気圧（陽圧）よりも呼気圧（陰圧）を高く設定したほうが痰の移動距離が大きく，閉塞性換気障害の移動距離が小さい．すなわち圧よりも流量に依存しているので，閉塞性換気障害や痰粘弾性が低い場合には，吸気圧はゆっくり入れ（遅いライズタイム），吸気流量と呼気流量の差が大きい（陰圧＞陽圧）と移動距離は大きい．逆に粘弾性の高い痰ではライズタイムを早くし，陰圧を強くする[26].MI-E に振動が加えられる機器もあるが，振動を加えても有効でなかった[27].それは，MI-E は中枢側の痰の移動に有効で，振動は末梢痰の移動に有効であるからである．IPV や HFCWO などで胸壁振動をかけて末梢気道の痰を中枢気道に移動させて MI-E をかける方法が有効である[1].

下位運動ニューロン疾患では気管切開下陽圧人工呼吸は不要で，気管切開チューブを抜去しマウスピース・鼻プロング・鼻マスクによる非侵襲的

換気サポートと MI-E により無期限で長期生存が可能であるが，上位運動ニューロン疾患で吸気性喘鳴がある場合には MI-E は無効で気管切開が必要となる[28]．

6．HFCWO

HFCWO はベストあるいはラップを体幹に装着し，3〜25 cmH$_2$O の呼気陽圧と 5〜25 Hz の振動が加わるようになっており，米国でよく使用されている．生理学的効果では，呼気の二層流の増加，痰粘弾性の減少，周期的圧ストレスで粘液線毛クリアランスを増大，中枢と末梢気道の粘液を移動，振り子空気により隣接の肺ユニットの換気を改善，呼気終末位容量の減少などが報告されている．SmartVest® では，成人では駆動圧は 40，振動周波数は 13 Hz から開始する．小児では駆動圧 30，振動周波数 9 Hz から開始する．胸部圧迫が強いと駆動圧と周波数を下げ，耐性があれば駆動圧と周波数を上げ 20〜30 分施行する．HFCWO と振動 PEP，体位排痰法と差を認めないが，より末梢気道の排痰効果に優れており，MI-E と HFCWO の併用でさらに有用性が増す[29]．キュイラスを装着して行う HRTX® では，振動モード：（吸気圧/呼気圧 −5/＋5 cmH$_2$O，I/E：1/1，周波数 13 Hz，1 分）を行い，MI-E モード：（30/−30，40/−40，50/−50 cmH$_2$O，I/E：1/1，4 回）から開始し，耐性に応じ駆動圧を変化させる．

7．IPV

IPV はスライド式のベンチュリを利用した 20 ml のエロゾル吸入を含み，75〜400 回/分の振動と 10〜30 cmH$_2$O の圧が加わる．作動圧計を 20〜35 psi に設定し，振動数を上げると気道内圧は減少し，一回換気量は低下する．振動数を下げると圧は上昇し，換気量は増加する仕組みになっている．FULL EASY（高頻度）＞300 回/分では振動効果と分泌物流動化の効果があり，HARD（低頻度）＜200 回/分では肺リクルートメント・換気の改善および痰喀出効果がある．通常，神経筋疾患では最初は EASY で 300 回/分を 7 分，AVERAGE で 200 回/分を 5 分，HARD で 100 回/分を 15〜30 秒行う．最高気道内圧・平均気道内圧・振動回数を

確認しながら心地良く呼吸できるレベルを選択する．IPV と体位排痰法では，痰喀出量，呼吸機能の改善に差はないが，より末梢気道の排痰を促進し，無気肺に関しては体位排痰法よりも有効である．

気道クリアランス法の選択基準

気道クリアランス法の選択には，① 疾患や病態，② 無気肺の有無，③ 深呼吸の有無，④ 痰の粘弾性，⑤ 末梢か中枢気道か，⑥ 随意咳の有無，⑦ 呼吸筋弱化の有無，⑧ 年齢，耐性などを考慮して選択する（図 4，5）[1][2]．まず，重力を利用した修正した排痰体位をとり，局所換気を高め，次に呼気流量を改善させる方法を選択する．気道クリアランス法には排痰体位の併用が望ましい．単一の方法で改善がなければ，肺内と胸郭外から行う方法を併用する．すなわち HFCWO と NPPV の併用，HFCWO と MI-E の併用，NPPV と RTX® の併用，気管支鏡とスクイージングの併用，スクイージングとバッグ加圧換気の併用，スクイージングと吸入療法の併用などである．

閉塞性肺疾患（嚢胞性線維症，喘息）の小児を対象とした 49 論文のメタ分析では，気道クリアランス法について，呼吸機能，喀痰量，急性増悪，酸素化，運動耐容能，画像において短期効果と長期効果を比較したが，ゴールドスタンダードは認められなかった[30]．

18 論文（855 例）の COPD を対象としたメタ分析では，急性増悪，喀痰量，入院期間，健康関連 QOL，症状は有意に改善しているが，呼吸法と比較しどの方法が最も有効であるかは不明である[31]．

文　献

1) 宮川哲夫：気道クリアランスの選択基準．日呼吸ケアリハ学誌，24(3)：298-305，2014．
2) 宮川哲夫：気道クリアランス法．宮川哲夫(編)，呼吸ケアナビガイド，pp.60-79，中山書店，2013．
3) Sedaghat MH, et al：Effect of Cilia Beat Frequency on Mucociliary Clearance. *J Biomed Phys Eng*, 6(4)：265-278, 2016.
4) Duncan FR：Mucoactive agents for airway

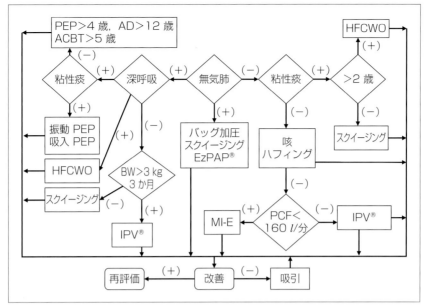

図 4. 気道クリアランス法の選択基準

PEP：呼気陽圧，AD：自律性排痰法，ACBT：自動周期呼吸法，IPV®：肺内
パーカッション換気，HFCWO：高頻度胸壁振動法，MI-E：機械的咳介助，
PCF：最大咳流量，EzPAP®：持続気道内陽圧，BW：体重

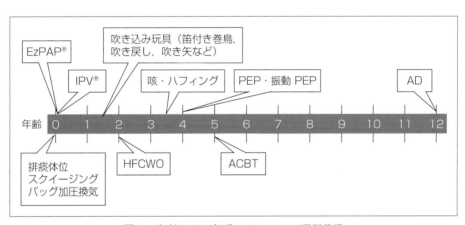

図 5. 年齢による気道クリアランス選択基準

EzPAP®：持続気道内陽圧，IPV®：肺内パーカッション換気，HFCWO：高頻度
胸壁振動法，PEP：呼気陽圧，ACBT：自動周期呼吸法，AD：自律性排痰法

mucus hypersecretory diseases. *Reapir Care*, **52**：1176-1197, 2007.

5）Rajendran RR, Banerjee A：Mucus transport and distribution by steady expiration in an idealized airway geometry. *Med Eng Phys*, **66**：26-39, 2019.

6）Buttona B, et al：Roles of mucus adhesion and cohesion in cough clearance. *PNAS*, **115**(49)：12501-12506, 2018.

7）McIlwaine M, et al：Personalising airway clearance in chronic lung disease. *Eur Respir Rev*, **26**(143)：160086, 2017.

Summary 気道クリアランスの生理学的証拠とし，重力，換気，呼気気流，振動の説明に基づいた気道クリアランス法の特徴を述べてある．

8）Mauroy B, et al：Toward the modeling of mucus draining from human lung：role of airways deformation on air-mucus interaction. *Front Physiol*, **6**：1-15, 2015.

9）Volpe MS, et al：Airway clearance techniques for mechanically ventilated patients：Insights for optimization. *Respir Care*, **65**(8)：1174-1188, 2020.
Summary 人工呼吸中の気道クリアランス法について，肺過膨張，呼気胸郭圧迫法，PEEP-ZEEP法，

MI-E について呼吸生理の面から概説してある.

10) 宮川哲夫, 一場友実：腹臥位療法. *Clin Eng*, **30**(8)：757-763, 2019.

11) Coppo A, et al：Feasibility and physiological effects of prone positioning in non-intubated patients with acute respiratory failure due to COVID-19 (PRON-COVID)：a prospective cohort study. *Lancet Respir Med*, 2020. Published Online June 19, 2020.〔https://doi.org/10.1016/〕

12) Borges LF, et al：Expiratory rib cage compression in mechanically ventilated adults：systematic review with meta-analysis. *Rev Bras Ter Intensiva*, **29**(1)：96-104, 2017.

13) Ouchi A, et al：Effects of manual rib cage compressions on mucus clearance in mechanically ventilated pigs. *Respir Care*, **65**(8)：1135-1140, 2020.

14) 宮川哲夫：ALI/ARDS に対する呼吸理学療法. 人工呼吸, **28**(1)：13-20, 2011.

15) Oliveira ACO, et al：Effects of manual chest compression on expiratory flow bias during the positive end-expiratory pressure-zero endexpiratory pressure maneuver in patients on mechanical ventilation. *J Bras Pneumol*, **45**(1)：e20 180058, 2019.

16) Chen Z, et al：Effects of the lower airway secretions on airway opening pressures and suction pressures in critically Ill COVID-19 patients：A computational simulation. *Ann Biomed Engineering*, 2020.〔https://doi.org/10.1007/s10439-020-02648-0〕

17) lez-Bellido VG, et al：Immediate effects and safety of high-frequency chest wall compression compared to airway clearance techniques in non-hospitalized infants with acute viral bronchiolitis. *Respir Care*, in press 2020. doi：10.4187/respcare.08177

18) McIlwaineM, et al：Positive expiratory pressure physiotherapy for airway clearance in people with cystic fibrosis. *Cochrane Database Syst Rev*, **2009**(11)：CD003147, 2019.

19) Nicolini A, et al：Comparison of effectiveness of temporary positive expiratory pressure versus oscillatory positive expiratory pressure in severe COPD patients. *Clini Respir J*, **12**(3)：1274-1282, 2018.

20) Morrison L, Milroy S：Oscillating devices for airway clearance in people with cystic fibrosis. *Cochrane Database Syst Rev*, **4**(4)：CD006842, 2020.

21) Poncin W, et al：Comparison of 6 oscillatory positive expiratory pressure devices during active expiratory flow. *Respir Care*, **65**(4)：492-499, 2020.

22) Morgan SE, Mosakowski S, Giles BL et al：Vibratory in expiratory flow requirements among oscillatory positive pressure. *Can J Resoir Ther*, **56**：7-10, 2020.

23) Miyagawa T, Ichiba T：Effects of oscillatory positive expiratory pressure on mucus draining, rheological property and lung mechanics：Comparison of Acapella® versus Vibralung®. The 26th Euro Respi Society International Congress, PA3750, London, 2016.

24) Lee AL, et al：Positive expiratory pressure therapy versus other airway clearance techniques for bronchiectasis. *Cochrane Database of Systematic Reviews*, **9**(9)：CD011699, 2017. doi：10.1002/14651858.CD011699.pub2

25) 宮川哲夫, 一場友実：在宅神経難病患者の呼吸ケアとリハビリテーション治療. *MB Med Reha*, **243**：49-58, 2019.

26) Miyagawa T, Ichiba T：Comparison of cough assist in mechanical ventilator on the differences of rheological property and lung mechanics. *Respir Care*, 2020.

27) Sancho J, et al：Usefulness of Oscillations Added to Mechanical In-Exsufflation in Amyotrophic Lateral Sclerosis. *Respir Care*, **65**(5)：596-602, 2020.

28) Bach JR, et al：Efficacy of mechanical insufflation-exsufflation in extubating unweanable subjects with restrictive pulmonary disorders. *Respir Care*, **60**(4)：477-483, 2015.

29) Miyagawa T, Ichiba T：Efficacy of cough with mechanical in-exsufflation (MI-E) and high frequency chest wall oscillation (HFCWO) for airway clearance. 2015 ERS Congress, Best abstracts in COPD management, PA727, 2015.

30) Lauwers E, et al：Outcome measures for airway clearance techniques in children with chronic obstructive lung diseases：a systematic review. *Respir Research*, **21**：217, 2020.〔https://doi.org/10.1186/s12931-020-01484-z〕

31) Daynes E, et al：The Use of Airway Clearance Devices in the Management of Chronic Obstructive Pulmonary Disease：A Systematic Review and Meta-Analysis of Randomized Controlled Trials. *Ann Am Thorac Soc*, 2020 Aug 12. doi：10.1513/AnnalsATS.202005-482OC

MB Med Reha **No.257** : 31-37, 2021

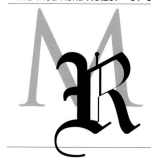

特集／リハビリテーション診療の現場で悩む呼吸トラブル対策

Ⅲ. 嚥下障害

誤嚥と窒息のアプローチ

井上登太*

Abstract　嚥下障害に対する啓発が進み，摂食嚥下リハビリテーションが広まったものの，誤嚥という所見，窒息という事象は一般的な疾患とは別の病態として扱われ，十分な評価治療が行われない状態が続いてきた．平均寿命が延び，複数の疾患とともに長い人生を過ごすことが当たり前となってきた現在，加齢に加え様々な原因での摂食嚥下障害が認められ，誤嚥性肺炎や窒息などの経過が認められる．リスクを恐れるあまりもたらされる過度の制限や，患者家族の意思に沿ったという不十分な説明からくる不適切な指導もみられる．呼吸を含めた全身状態を評価し，原因に応じた嚥下障害への対処に加え，併存症，身体状態や終末期などの病期に応じた指導，治療，環境設定が必要となる．現場での救急の対応や経過を，患者，家族，医療スタッフを含んだ関係者が，最期までの経過を受容できるように，適切な時期でのACPを含む対応手順と環境づくりが必要となる．

Key words　誤嚥性肺炎(aspiration pneumonia)，窒息(suffocation)，アドバンス・ケア・プランニング(advance care planning；ACP)，リスク管理(risk management)，摂食嚥下障害(dysphasia)

はじめに

呼吸ケア，嚥下障害に対する啓発が進み，包括的呼吸リハビリテーション，摂食嚥下リハビリテーションが広まったものの，呼吸ケアは急性期を中心としたアプローチにとどまることも多く，誤嚥という所見，窒息という事象が，一般的な疾患とは別の病態として扱われ，十分な評価治療が行われない状態が続いてきた．

平均寿命が延び，複数の疾患とともに長い人生を過ごすことが当たり前となってきた現在，加齢に加え様々な原因での摂食嚥下障害が認められ，誤嚥性肺炎や窒息などの経過が認められる．評価，技術の発達に比較して，予後予測，リスク管理が不十分という課題が認められる．そのため，リスクを恐れるあまりもたらされる過度の制限やまた患者家族の意思に沿ったという不十分な説明からくる不適切な指導もみられる．

呼吸不全における頻呼吸，呼吸筋疲労，栄養障害は嚥下困難を増悪させ，嚥下障害と誤嚥性肺炎は栄養状態および呼吸状態の増悪をきたし，呼吸と嚥下は連動した動きと相乗効果を持つ．

嚥下に対する局所所見だけでなく呼吸を含めた全身状態を評価し，原因に応じた嚥下障害への対処に加え，併存症，身体状態や終末期などの病期に応じた指導，治療，環境設定が必要となる．死へとつながることも多い誤嚥や窒息において，望まれない結果となったときにも，その経過を受容しかかわり続けるためにも，現場での救急の対応，経過を，患者，家族，医療スタッフを含んだ関係者が最期まで受容できるように，適切な時期でのACP(advance care planning：人生会議)を含む対応手順と環境づくりが必要となる．

* Touta INOUE，〒 519-0171 三重県亀山市アイリス町 14-7　みえ呼吸嚥下リハビリクリニック，院長

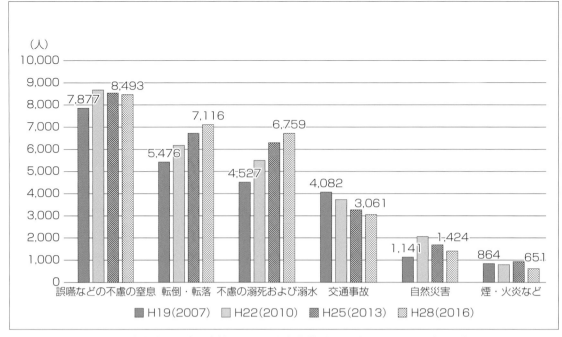

図 1. 高齢者の不慮の事故による死亡者数（年次別・主な死因別・3 年ごと）

（文献 1 より）

表 1. 高齢者の「不慮の事故」による人口 10 万人当たりの死亡者数

	人口 10 万人当たりの死亡者数（人）	転倒・転落		不慮の溺死および溺水		誤嚥などの不慮の窒息	
		H19 (2007)	H28 (2016)	H19 (2007)	H28 (2016)	H19 (2007)	H28 (2016)
参考	55〜59 歳	3.3	2.6 ↘	2.8	2.4 ↘	3.1	2.9 →
	60〜64 歳	4.8	3.6 ↘	4.4	3.3 ↘	4.1	3.8 →
高齢者 前期	65〜69 歳	6.3	4.5 ↘	6.7	6.2 →	6.8	5.5 →
	70〜74 歳	9.7	6.6 ↘	11.6	12.8 →	11.4	9.9 →
後期	75〜79 歳	15.9	12.9 →	19.2	22.0 →	21.8	16.6 →
	80〜84 歳	26.7	25.1 →	28.7	32.3 →	45.4	32.0 ↘
	85〜89 歳	51.2	50.9 →	33.5	42.1 ↗	81.3	64.4 ↘
	90 歳〜	111.8	123.3 ↗	28.0	36.7 ↗	159.6	123.0 ↘

（文献 1 より）

誤嚥と窒息の疫学

医療技術，システムの改善，呼吸ケアの普及が進むものの，肺炎による死亡数は高齢化とともに増加し続けている．不慮の事故は前期高齢者から増え始め，後期高齢者になると加齢とともに急速に増加する．その内訳に注目すると，誤嚥などの不慮の窒息が最も多く確認されるものの，人口当たりの発生率をみると誤嚥などの不慮の窒息は交通事故と並び減少を続けている（**図 1**，**表 1**）[1]．こ

のことは，誤嚥および摂食嚥下に関しての注目が集まり，嚥下食や摂食嚥下リハビリテーション，口腔ケアなどの啓発によりもたらされたものと推測される．しかしながら総数では依然多い状態が続いている．

誤嚥性肺疾患の特徴

1．医療・介護関連肺炎（nursing and health-care-associated pneumonia；NHCAP）

我が国において肺炎は，病院・診療所の外で感

染し発病する市中肺炎(community acquired pneumonia；CAP)と，入院中の方が感染し発病する院内肺炎(hospital acquired pneumonia：HAP)に加え，① 長期療養型病床群もしくは介護施設入所，② 90 日以内の退院，③ 介護を必要とする高齢者，身体障害者，④ 通院で継続的に血管内治療を受けていることで定義される，医療・介護関連肺炎(NHCAP)に分けられる[2]．

平成 8(1996)年の厚生省長寿科学総合研究事業において 70 歳以上の高齢者の肺炎の 80.1%が誤嚥性肺炎とされる．CAP においては肺炎球菌やインフルエンザ菌が多く，耐性菌も少なく死亡率も低いことが多いのに対して，HAP は MRSA や緑膿菌に代表される耐性化の可能性が高いグラム陰性菌であることも多く，死亡率も高いとされている．NHCAP が対象とする集団は，老人保健施設や在宅介護，長期療養型病床に入院している患者など，誤嚥性肺炎のリスクや基礎疾患が加齢とともに変化する一方で，個人差が大きく，がん末期などいわゆる終末期の患者も含まれており，予後の延長だけでなく，苦痛の緩和も治療の重要な目的とされる．

2．誤嚥性肺疾患の病態での 4 区分

1）誤嚥性肺炎(aspiration pneumonia)

食事時の誤嚥，食事時以外の唾液の誤嚥，夜間の逆流性誤嚥を繰り返すことによりきたされる．6 割は発熱を伴い急性の経過を伴うが，4 割は比較的慢性の経過を伴う．

2）逆流性誤嚥性肺炎(メンデルソン症候群：Mendelson's syndrome)

元々は妊婦の麻酔中に発生する誤嚥性肺炎を指していた．消化管の運動不全，手術後の症例に多く確認され，胃液，胆汁などの強酸性消化液を逆流性に誤嚥し，急速に重症の呼吸不全をきたす．間質性肺炎や急性肺障害をきたすことも多く，急速に回復するもの，急性呼吸促迫症候群の進行を伴うもの，細菌の重複感染をきたすものの 3 つのいずれかの経過をとり，全体的な致死率は 30〜50%とされる．症状が出現するには，pH 3 未満の

液体が比較的大量に吸い込まれる必要があるといわれ，急性の呼吸困難，頻呼吸，頻脈，チアノーゼ，気管支攣縮，発熱，しばしばピンク色の泡状の痰をきたす．胃酸の刺激が強い折には胃酸抑制薬や消化管運動賦活薬が使用される．

3）人工呼吸器関連肺炎(ventilator-associated pneumonia；VAP)

気管内挿管による人工呼吸導入後 48 時間以降に発症する肺炎で，発症率は 9〜24%である[3]．気管切開もしくは気管内挿管の状況下においては気道内への口腔内残渣，唾液などの誤嚥は必発で，唾液，口腔内汚染物の誤嚥によりきたされ，両側，背側に多く発生，口腔ケアの有効性が特に高い病態である．

4）びまん性誤嚥性細気管支炎(diffuse aspiration bronchiolitis；DAB)

食事時の小量誤嚥，食事時外の唾液の誤嚥，夜間の逆流性誤嚥を繰り返すことにより広範囲の肺に細気管支炎像をきたす．びまん性に呼吸細気管支領域中心に異物巨細胞を伴う炎症性細胞浸潤を認める細気管支炎であり，その発生率は，全剖検例の 0.6〜1.0%，誤嚥性肺疾患の剖検のうち 16〜21%とされる[4]．多くは発熱・明確な痰・咳嗽の増悪の自覚がなく慢性の経過を示すが，体調の悪化，誤嚥物の増加により誤嚥性肺炎へ移行する．

3．誤嚥性発熱の 2 形態

全身状態の低下，繰り返し継続することで発熱が明らかにならないことも多いものの，誤嚥の多くは発熱を伴う．誤嚥物の直接的な刺激による一時的な発熱と，誤嚥を繰り返すことによりもたらされる感染性の発熱があり，一過性誤嚥性発熱はクーリングでの経過観察で多くは改善するが，繰り返す折には食事内容や環境の設定が必要になる．感染性発熱においては早期に短期間，適切な抗菌薬を投与することがすすめられる[5]．

窒息の病態

1．窒息を起こす条件

窒息は嚥下障害の増悪に伴い，リスクが比例し

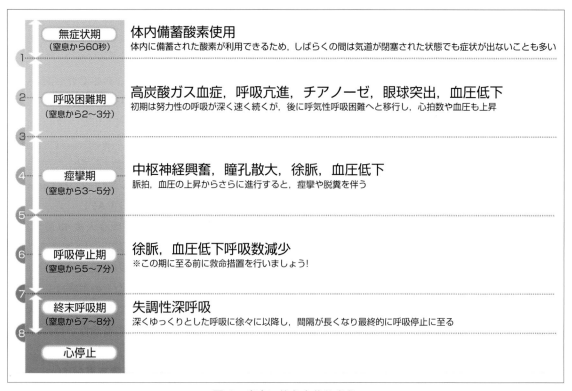

図 2. 窒息に伴う身体的変化

（文献 8 より）

て上がるものと理解されていることが多い．自然な死の進行における終末期の窒息において多くはその経過をたどる．しかし，軽度の嚥下障害や明らかな嚥下障害が認められない方においての身体衰弱や呼吸器疾患，環境の変化に伴う興奮状態，認知症状の増悪により，食事が進むにつれて呼吸や食事のパターンの異常により窒息をきたすことも多く，臨床上問題の多い sudden death の原因となる．

窒息を導く因子としては，認知機能の低下，食事の自立の低下，臼歯部咬合の喪失が挙げられ[6]，一般的な窒息を防ぐポイントとして直径 15 mm で窒息の危険性は高まり，直径 10 mm で窒息の危険性はないとの報告[7]もある．東京消防庁は一般的な窒息を防ぐ対応として，① 餅や肉片は小さく切って食べやすい大きさにしましょう，② 食事の際はお茶や水を飲んで喉を湿らせるなど水分と一緒に食べるようにしましょう，③ 急いで飲み込むことなく，ゆっくり噛んで食べるようにしましょう，④ 食事は 1 人ではなく，なるべく家族の方などと一緒に摂るようにしましょうと指導して

いる．

2．窒息を起こす環境

窒息物は，薬剤やそれらを包むシート，袋などの食物以外が 52.5％と多くみられ[1]，処方薬形態や分包方法の工夫による改善も期待される．窒息による救急搬送は昼食・夕食時間に集中し，死亡者は夕食・昼食・朝食の順に多くみられる．時間外の医療スタッフおよび救急対応状態，昼食と夕食の内容の異なりが影響している可能性もあり，対策の 1 つとして，当施設および病棟では昼食と夕食のメニューを入れ替えて提供している．

3．窒息した場合の経時的変化（図 2）[8]

低酸素状態に陥った後の中枢神経の機能維持可能とされる時間は大脳においては 8 分間とされ，呼吸再開のための気道確保が可能な時間は数分から長くとも 7～8 分程度であり，現場での呼吸の回復が必要条件となる．

誤嚥窒息のリスク管理

嚥下障害の程度と肺炎発生率やその重症度は一致しないことも多い．我々は誤嚥性肺炎や窒息を

表 2. 誤嚥性肺炎リスク評価表(i-EALD ver4)

局所所見	口腔乾燥/口臭		口腔内両側残渣	明かな咀嚼障害
全身所見	ADL 食事中座位困難		るいそうの進行	会話明瞭度の低下
嚥下評価	MWST		RSST	食事中のむせ/咳
呼吸評価	食事中呼吸パターン変化		呼吸不全病歴	呼気の減弱

	総得点	肺炎発生傾向	適切評価期間
低リスク	T≦2	平均 0.5 回以下/年	半年〜1 年ごと
中等度リスク	2<T≦6	1 回程度/年	3〜4 か月ごと
高度リスク	6<T	年間複数回, 3 か月以内罹患	1〜2 か月ごと

(文献 5 より)

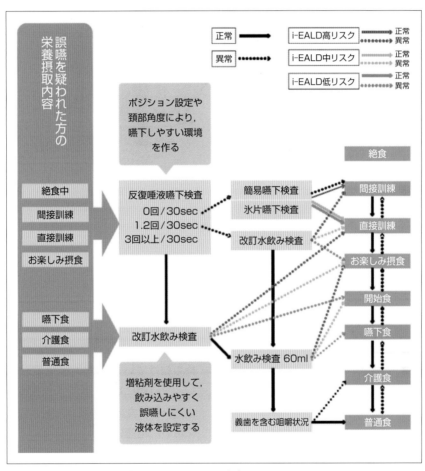

図 3. 嚥下スクリーニング評価に i-EALD による
誤嚥性肺炎リスクを加味した指導チャート

(文献 5 より)

局所の機能不全としてではなく, 嚥下機能に口腔機能, 全身評価, 呼吸状態を併せ, そのリスクと予後を簡便に評価し, 情報を共有して対応する試みを2003年より行い, 評価表として3年ごとの改正を加えてきた. 現在使用中のもの(i-EALD ver4)は, 局所所見, 全身所見, 嚥下スクリーニング検査, 呼吸状態を4グループ合計12項目を評価することで, 誤嚥性肺炎および窒息の発生との関連, 各項目の生存中央値も推定され, 点数に応じて肺炎リスクの共有, 評価間隔の設定を行う(表2)[5].

嚥下評価が悪くとも, 全身, 呼吸, 口腔状態の

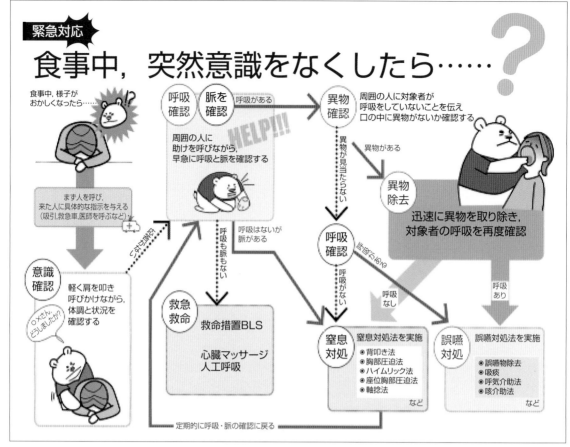

図 4. 多量誤嚥窒息時の対応チャート

（文献 8 より）

改善により肺炎を起こさないことが多く，各項目の結果をみても，窒息および死亡率に関しては嚥下スクリーニング検査に劣らず，口腔，全身，呼吸状態のいずれもが高い関連を持ち，各項目の改善指導により予後の改善が確認される．食事摂取の内容に関しても，嚥下機能評価結果にリスク度を加えた判定により積極的に経口摂取を進めている（**図3**）[5]．

誤嚥窒息の対処方法

1．臨床現場での実際

実際に多量誤嚥窒息の現場に立ち会ったとき，看護職（平均経験年数13年）が行った手技は，吸引（80％），異物除去（50％），背たたき（35％），呼吸介助（15％），ハイムリック（10％）であり，何もできなかった方が20％ほど確認された．20％に含まれる患者は全例死亡し，アンケートに答えた看護

職全員が，「患者さんに申し訳なかった」，「家族の方に申し訳なかった」とそのつらい気持ちを今も持ち続けていた[9]．パニック状態での現場において，短時間に対応し，その結果へのストレスを抱え込み続けないためには，多人数で，複数の手段を用い，迅速に対応し十分なことを行ったと自覚できることが，患者のみならず我々を含むかかわりあう者たちを守るために必要となる．

2．実際の対処方法

1）掻き出す

窒息の原因物を直接，指や道具を使い，取り除く．実際の臨床現場では，軽度の窒息では，ほとんどの方はこれにより改善する．誤嚥物を押し込まないコツが必要となる．

2）吸い出す，吸引する

通常の吸引処置と異なり，高い吸引圧で様々な器具を使い，吸い出す．

3）その他の方法

押し出す，背たたき法，背部叩打法，胸部圧迫法，ハイムリック法，軸捻法などがある．これらの施療による改善の後，呼気・呼吸介助による異物排出を行う．

3．施療有効性を改善するポジション

圧迫を有効にするため，背部を用手的もしくは，背もたれなどを使用し，圧が背側に逃げないように，腹圧を上げ横隔膜挙上させ圧力が腹側に逃げないようにする．スピーディな対応を行うために，姿勢の変更が少なく有効性を上げる手段を複数持ち，選択する．相手との体格差により施療内容を調節することも必要となる[8]．

限られた時間で，パニック状態の現場において粛々と対応するには，事前のシミュレーション練習が必要となる（**図4**）[8]．

かかわり続けるために

誤嚥は，病態異常に伴う変化においても出現するが，病態の自然経過および老化においても出現する症状である．

高齢者の90％以上は延命のみを目的とした医療は行わず自然に任せてほしいと希望されている[10]．問題となる誤嚥や窒息の多くは，自然に任せてほしいと望みながらも，病態の変化，死への経過を受容できていないことにより，悲しみ苦しみを強く受け続けることになる．そのため，早期の衰弱の段階からACPを繰り返し，状態の変化ごとの再度の説明を繰り返すようにし，患者および家族，そして我々医療従事者を含むかかわりあう者たちがその経過を受容しつつ対応していくことが必要とされる．

文　献

1) 消費者庁資料（東京消防庁「救急搬送データ」を基に消費者庁で作成）：高齢者の事故の状況について，平成30（2018）年9月12日．
2) 医療・介護関連肺炎（NHCAP）診療ガイドライン作成委員会（編）：医療・介護関連肺炎（NHCAP）診療ガイドライン，日本呼吸器学会，2011.
3) 香川医科大学感染対策委員会（編）：院内感染予防マニュアル第5版．Kagawa University Hospital, pp. 56-57, 2003.
4) Teramoto S, et al：High incidence of aspiration Pneumonia in community- and hospital-acquired Pneumonia in hospitalized patients：a multicenter, prospective study in Japan. *J Am Geriatr Soc*, **56**(3)：577-579, 2008.
5) 井上登太：最後までかかわり続けるための誤嚥性肺炎ケア基礎知識，pp. 1-160，ともあ出版，2019.
   Summary　予防から終末期まで，嚥下障害，肺炎を伴う方々とかかわるために誤嚥性肺炎リスク表による予後予測，包括的呼吸嚥下リハビリテーションによる対応を含む具体的な方法を述べている．
6) 向井美惠：食品による窒息の要因分析　ヒト側の要因と食品のリスク度，厚生労働科学特別研究事業研究報告書，2009.
7) 園村光弘ほか：ゼリー状食品の窒息に関する研究．理論応用力学講演会講演論文集，**60**：92, 2011.
8) 井上登太：5分以内で助けよう！誤嚥＋窒息時のアプローチ，pp. 1-137，ともあ出版，2017.
   Summary　実経験を基にした誤嚥窒息時の，心理的な面を含む具体的な対応方法とその理論を著者の経験を交え簡便に示している．
9) 川合祐貴ほか：誤嚥・窒息の発生率，その要因と対応～医療従事者に対するアンケート調査～．呼吸ケアと誤嚥ケア，3(1)：42-43, 2010.
10) 内閣府：平成24（2012）年度高齢者の健康に関する意識調査，2012.

超実践！

がん患者に必要な
口腔ケア

― 適切な口腔管理でQOLを上げる ―

編集 山﨑知子（宮城県立がんセンター頭頸部内科 診療科長）

2020年4月発行　B5判　120頁
定価4,290円（本体3,900円＋税）

がん患者への口腔ケアについて、重要性から実際の手技、
さらに患者からの質問への解決方法を、
医師・歯科医師・歯科衛生士・薬剤師・管理栄養士の
多職種にわたる執筆陣が豊富なカラー写真・イラスト、
わかりやすいWeb動画とともに解説！
医科・歯科を熟知したダブルライセンスの編者が送る、
実臨床ですぐに役立つ1冊です！

目 次

Ⅰ これだけは言っておきたい！
　がん治療での口腔ケアの必要性
　1. なぜ，がん治療に口腔ケアが必要なのか
　2. がん治療時の口腔ケア

Ⅱ プロジェクト別実践口腔ケア
　プロジェクト1　治療別実践口腔ケア
　　　　　　　　　―看護師・歯科衛生士に気を配ってほしいポイント
　1. 歯科の役割分担について
　2. 手術療法における口腔ケア
　3. 抗がん薬治療における口腔ケア
　4. 頭頸部の化学放射線療法における口腔ケア
　5. 緩和ケアにおける口腔ケア
　プロジェクト2　口腔ケアを実際にやってみよう！
　1. がん患者における口腔ケア
　　　―どの治療（手術・抗がん薬治療・放射線治療・
　　　緩和ケア）でも口腔ケアは同じ
　2. 一般的な口腔ケア

　プロジェクト3　必須知識！がん以外での口腔管理
　1. 総 論
　2. 口腔疾患と全身疾患
　3. 高齢化社会と口腔管理
　プロジェクト4　医療業種別実践口腔ケア
　　　　　　　　　―薬剤師・栄養士はここをみる！
　1. 薬剤師はここをみている！
　2. 栄養士はここをみている！

Ⅲ 患者からの質問に答える・学ぶ！
　Q1. インスタント食品はどのように使用したらよいですか？
　Q2. がん治療中に摂取してはいけないものはありますか？
　Q3. 食欲がないときは、どのようにしたらよいですか？
　Q4. 義歯のお手入れ方法を教えてください
　Q5. 化学放射線療法に対してインプラントをどのように
　　　考えればよいですか？
　Q6. がん治療で口臭が出現しますか？
　Q7. 味覚の変化について教えてください
　Q8. 歯肉の腫れは治療に影響しませんか？

全日本病院出版会　〒113-0033 東京都文京区本郷 3-16-4　Tel:03-5689-5989
www.zenniti.com　　　　　　　　　　　　　　　　　　　　 Fax:03-5689-8030

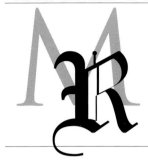

特集／リハビリテーション診療の現場で悩む呼吸トラブル対策

Ⅳ．運動耐容能・筋力低下
呼吸器疾患とサルコペニア・フレイル

千田一嘉[*]

Abstract　COPD（慢性閉塞性肺疾患）を代表例として，呼吸器疾患は呼吸障害によるエネルギー需要の増大，筋肉タンパクの異化亢進，全身併存症などによりサルコペニアとフレイルを伴いやすい．サルコペニアは転倒，骨折，身体機能障害や死亡などに関連する進行性で全身性の骨格筋疾患である．フレイルは老化に伴う累積的で様々な心身の機能の低下や予備能力の減少を基盤とする，種々の健康障害をきたしやすい状態である．両者には加齢，栄養不良，身体活動性低下などの共通の危険因子があり，互いに関連している．両者の悪循環の過程は老年症候群の表現型である．両者には多職種協働による高齢者総合的機能評価（CGA）に基づく，危険因子の予防から人生の最終段階（end-of-life）の症状緩和まで継続的かつ一貫した「統合ケア（integrated care）」が提唱されている．COPD の統合ケアはセルフマネジメント教育が基礎で，栄養療法と下肢筋力強化の運動療法を組み入れた呼吸リハビリテーションが中心となる．

Key words　慢性閉塞性肺疾患（chronic obstructive pulmonary disease；COPD），サルコペニア（sarcopenia），フレイル（frailty），呼吸リハビリテーション（pulmonary rehabilitation），統合ケア（integrated care）

はじめに

　呼吸器疾患には慢性閉塞性肺疾患（chronic obstructive pulmonary disease；COPD）[1]，間質性肺炎/肺線維症，肺結核後遺症，気管支拡張症などがある．COPD や間質性肺炎は緩徐な経過で増悪と寛解を繰り返し，最終的に死に至る進行性疾患である．本稿では患者数が多く，厚生労働省の「健康日本 21」の主要取り組み疾患であり，サルコペニア・フレイルに関する知見が深められている COPD を中心に記載した．COPD に伴うサルコペニア・フレイルの知見は，他の呼吸器疾患にも応用できると考える．

COPD の慢性全身性炎症と
サルコペニア・フレイル

　慢性閉塞性肺疾患（Chronic Obstructive Pulmonary Disease；COPD）は，「タバコ煙を主とする有害物質を長期に吸入曝露したことなどにより生ずる肺疾患」と定義され，気流閉塞を示し，緩徐な進行性の労作時呼吸困難と，慢性の咳・痰が主症状と 2018 年日本呼吸器学会によるガイドライン第 5 版[1]に記載されている．第 5 版からサルコペニア（加齢性筋肉減弱症）とフレイルが重大な全身併存症とされ，安定期の管理対象になった．サルコペニアは転倒，骨折，身体機能障害や死亡など負のアウトカムの危険が高まる進行性で全身性の骨格筋疾患である[2]．フレイルは加齢に伴う累積的で多因子性の心身の機能低下（decline in physiological systems），あるいは予備能力（homeostatic reserves）が減少した結果として，機能障害（disability）から要介護（dependency）に至る健康障害につながりやすい老年症候群であり，身体的問題のみならず，精神・心理的問題や社会的問題

* Kazuyoshi SENDA，〒 463-8521 愛知県名古屋市守山区大森 2-1723　金城学院大学薬学部，教授

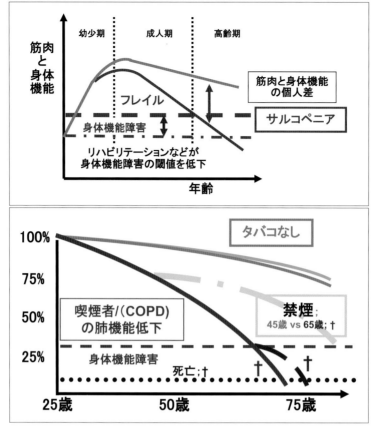

図 1. サルコペニア→フレイル（a）と COPD と喫煙（b）の加齢に伴う機能低下曲線の相似
サルコペニアが加速する加齢に伴う筋肉と身体機能の低下（フレイルの進行）の曲線（a）
と喫煙と COPD が加速する加齢に伴う呼吸機能の低下曲線（b）はよく似ている．
　a：高齢者の筋肉と身体機能の低下曲線は個人差が著しい．早期から筋肉の量や身体機
　　能が低下するサルコペニア群は，フレイルから機能障害（disability）の閾値を越えて
　　いく．リハビリテーションなどの治療介入は，フレイルや機能障害の閾値を下げる．
　b：喫煙者（特に COPD 患者）は早期から呼吸機能（1 秒量）が低下する閉塞性呼吸障害が
　　顕著となり，機能障害をきたし，死に至る．禁煙の効果も示され，65 歳においても延
　　命効果はある．

（文献 4 より引用改変）

も含む概念である[3]．COPD の障害は呼吸器のみ
にとどまらず，慢性全身性炎症性疾患（chronic
systemic inflammatory syndrome）ともいわれ，
虚血性心疾患，慢性心不全，サルコペニア，骨粗
鬆症，糖尿病，メタボリック症候群，貧血，うつ
などの全身併存症（systemic co-morbidity）をき
たす．サルコペニアとフレイルには重複があり，
両者を複合的な要因から生じる老年症候群（geri-
atric syndrome）の一部分症または表現型と捉え
る 2010 年の European Working Grope on Sarco-
penia in Older People（EWGSOP）の枠組みは
COPD に伴うサルコペニアとフレイルを理解しや

すくする．2018 年に EWGSOP はサルコペニアの
定義と臨床的アルゴリズムを改訂し，筋力低下を
サルコペニアの主徴と捉え，骨格筋量や筋肉の質
の低下を伴う場合に確定診断，加えて身体機能低
下を認めるものを重症サルコペニアとした[2]．
　COPD は高齢者に多く，サルコペニアからフレ
イル，さらに機能障害に至る筋肉や身体機能の低
下の軌跡[4]は喫煙者の加齢に伴う呼吸機能の低下
曲線とよく似ていることから（図 1），共通の危険
因子やメカニズムが示唆され，老年症候群として
捉えられる．

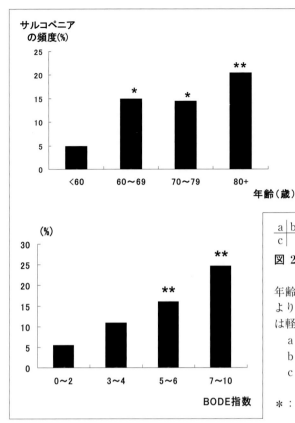

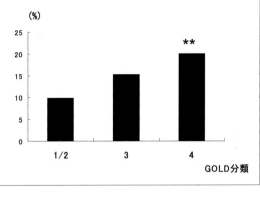

図 2. COPD 患者の年齢，気流閉塞，BODE 指数でみたサルコペニアの頻度

年齢に応じてサルコペニアの頻度が上昇した(a)．
より重症な GOLD4 期(b)，BODE 指数 5〜6 群，7〜10 群(c)
は軽症群に比してサルコペニアの頻度が高い．

　a：年齢
　b：気流閉塞(呼吸機能検査の 1 秒量)による GOLD 分類
　c：BODE 指数[1](BMI [体格]，obstruction [気流閉塞]，
　　　dyspnea [息切れ]，exercise [運動耐容能])
＊：P＜0.05，＊＊：P＜0.01

（文献 8 より引用改変）

COPD におけるサルコペニアの意義

　2014 年に米国/欧州呼吸器学会の「COPD の四肢筋肉機能障害の公式文書」[5]が 1999 年の「骨格筋機能障害」の文書から改定され，四肢筋肉機能障害が COPD の重大な全身併存症と結論付けられた．従来の COPD のサルコペニアに関する研究には，骨格筋肉量，筋力，筋肉機能(6 分間歩行距離でみた歩行能力など)，日常身体活動性(身体活動強度と活動時間の積で示される)，QOL などのパラメーターの違いを考慮する必要がある．COPD 患者における骨格筋力の低下は除脂肪体重(筋肉量の指標で骨や内臓の重量を含む)の減少を伴うことが多い．筋肉の消耗は筋力低下をきたし，COPD 自体の重症度とは独立した運動耐容能の規定因子となる[1]．重症 COPD では筋肉の消耗が人工呼吸器の適応や急性増悪後の再入院率と深い相関があり，さらに呼吸機能，喫煙歴，BMI(body mass index)とは独立した COPD の重大な予後予測因子とされている．筋力による予後の検討では

2007 年に，最大の大腿四頭筋力/BMI が 120% 以下の筋力低下群は，正常群に比して肺移植なしの生存率が有意に低いことが報告されている(P＝0.017)[6]．比較的簡便に計測できる大腿四頭筋力は年齢，BMI，1 秒量より良く COPD 患者の予後を予測した．2014 年の欧州呼吸器学会(ERS)の COPD の「栄養評価と治療の指針」[7]ではサルコペニアを含む体組成の異常が独立した COPD の予後決定因子と記載された．2015 年の外来通院中 COPD 患者(662 名)の報告でも COPD 重症群はサルコペニアの頻度が高く，COPD とサルコペニアの関連が示された(図 2)[8]．2019 年の European Working Grope on Sarcopenia in Older People (EWGSOP2)の基準で COPD 患者 124 名(66.6±9 歳)の 2 年間の予後を検討した報告[9]ではサルコペニア群の年齢と COPD の重症度を調整したハザード比は，死亡が 6.4，2 回以上の入院が 3.3，10 日以上の入院が 3.5 であった．2019 年のシステマティックレビューは 10 本の文献の 2,565 例の検討から COPD におけるサルコペニアの頻度を全

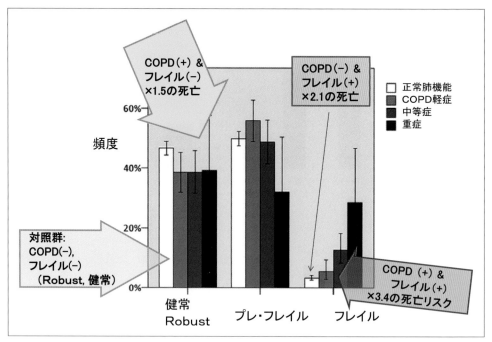

図 3. フレイルでみた COPD の重症度（気流閉塞の GOLD 分類）
対照群：COPD（−）＆フレイル（−）（robust，壮健）
COPD（＋）＆フレイル（−）：×1.5 の死亡リスク
COPD（−）＆フレイル（＋）：×2.1 の死亡リスク
COPD（＋）＆フレイル（＋）：×3.4 の死亡リスク
（文献 11 より引用改変）

体では 21.6％（95％CI：14.6〜30.9），市中では 8％，外来では 21％，高齢者施設では 63％と報告した[10]．

COPD におけるフレイルの意義

COPD 患者におけるフレイルの頻度は地域住民の 7％から呼吸リハビリテーション外来の 26％まで報告されている[3]．オランダの市中 COPD 患者 402 名（平均 75 歳）の検討[11]では，高齢 COPD 患者のフレイルの有病率は 10.2％で，非 COPD 患者の 3.4％に比して性別・年齢などの危険因子の調整後もオッズ比 2.2 で高かった．COPD の気流閉塞が厳しい群はフレイルの頻度が高く，気流閉塞が軽い群はプレフレイルを示しやすかった（図 3）．フレイルは COPD の重症度と併存症に関連し，死亡リスクを増大させ，フレイルが COPD 患者の最も重要な予後因子であった．フレイルの評価を COPD の予後因子とする 12 年間 489 例のコホート研究や COPD 患者のフレイルが身体機能障害と医療機関利用率と関連したことが報告され

た[3]．2016 年に Maddocks らは呼吸リハビリテーションを受けた COPD 患者の前向きコホート研究[12]から，① 26％がフレイルで，加齢・肺機能・息切れ・併存症に応じてフレイルの頻度が増加，② フレイルは増悪や入院による呼吸リハビリテーション脱落の予測因子，③ フレイル COPD 患者の 72％が呼吸リハビリテーションを完遂，④ 呼吸リハビリテーション完遂者には息切れ軽減，運動機能・身体活動性・QOL の向上効果，⑤ 呼吸リハビリテーション完遂のフレイル患者の 56％がプレフレイルに，6％が壮健（robust）に改善したことを報告した．2017 年には COPD 増悪入院患者 102 名の検討で，高度フレイル患者はオッズ比 5.2（1.3〜21.5）で 90 日以内に再入院し，フレイルは増悪入院後の早期再入院の危険を予測することが報告された[13]．2018 年の英国 49 万人の前向き研究で COPD は多発性硬化症と慢性疲労症候群に続くフレイルに関連する慢性疾患の第 3 位で，COPD がフレイルを伴うオッズ比は 5.6（5.2〜6.1）と報告された[14]．2018 年の 27 本の文

献からなるシステマティックレビューではCOPD患者におけるプレフレイルの頻度は56％（52〜60％），フレイルは19％（14〜24％），COPDにフレイルを伴うオッズ比は1.97（1.53〜2.53）と報告された[15].

COPD患者における
サルコペニア・フレイルのメカニズム

COPDにおいては複数のメカニズムが相互に作用し合い（悪循環），サルコペニアからフレイルをきたす[1]. まず，摂取カロリー（食事量）と消費カロリー（呼吸障害に伴う安静時エネルギー需要の増大）のアンバランスが挙げられる. 筋肉タンパクの異化と同化のアンバランスが筋肉量の減少をきたすとされるが，その詳細は十分説明されていない. 全身炎症性サイトカイン（IL-6, IL-1β, TNF-αなど）による筋肉での転写因子 NF-κB の活性化による慢性炎症の亢進と，活性化酸素産生増加と抗酸化物質の減少による酸化ストレスの増強などもサルコペニアからフレイルをきたすとされる. 身体活動の低下（不活発な生活習慣）も重要で，特に急性増悪時の臥床の場合に著しい. 身体活動性の低下（不活発：physical inactivity）自体が，peroxisome proliferator-activated-γ coactivator（PGC）-1α という peroxisome proliferator-activated receptors（PPARs：転写因子）の活性化補助因子の機能低下をきたし，全身性の炎症を惹起することが報告された. 中等度以上の筋力低下をきたしたCOPD患者における PGC-1α の発現の減少が示され，COPD患者のサルコペニアのメカニズムとして興味深い.

炎症性バイオマーカーのIL-6は1秒量，大腿四頭筋力，運動耐容能との相関が，高感度CRPは1秒量，エネルギー代謝の異常，運動耐容能との相関が報告されたことから，慢性全身性炎症がCOPDの病期やサルコペニアとフレイルの進行に重要な役割を果たしていると考えられる. 炎症性サイトカインは食欲や栄養補給の効果を減ずるため，COPD患者はいわゆる「負の連鎖」に陥ってい

る. COPD患者ではⅠ型筋線維（遅筋線維；持続力あり：赤筋）の減少とⅡ型筋線維（速筋線維；持続力は低いが，より強力：白筋）の増加が示されている. Ⅰ型筋線維の減少は1秒量とBMIの減少に相関し，COPD患者の易疲労性と運動耐容能の低下が説明される.

COPD患者における
サルコペニア→フレイルの治療

COPDのサルコペニアは呼吸リハビリテーションの治療可能な対象として研究されてきた. 呼吸リハビリテーションは多職種協働（多専門職が学際的に実践：inter-disciplinary）のチーム医療・ケアにより全人的復権を支援するもので，下肢筋トレーニングを主とした運動療法，栄養療法，呼吸法習得を含む疾患教育，薬剤指導や口腔ケアが個別化されて構成される. 2018年の「呼吸リハビリテーションに関するステートメント」[16]でもサルコペニアが重大な併存症として記載され，身体活動性の向上のために栄養療法と低強度運動療法を有機的に統合することが推奨された. COPD患者では厳しい気流閉塞や息切れのない病初期からサルコペニア[8]，プレフレイル[11]の合併と日常身体活動性の低下がみられ，予後と関連することが報告され，COPDの初期から呼吸リハビリテーションを実施する根拠となる[1]. 呼吸リハビリテーションにはADL・QOL改善，入院減少，生存期間延長が示されている. 呼吸リハビリテーションによる運動耐容能の改善と筋肉内のミトコンドリアの酸化酵素量の増加も報告されている. 2015年の報告[8]ではEWGSOP基準でサルコペニアと診断されたCOPD患者は，サルコペニアではない群と呼吸リハビリテーションの効果に有意な差がなく，28％がサルコペニアから改善したことから，より積極的に呼吸リハビリテーションが推奨される.

サルコペニアを伴うCOPD患者にはタンパク同化ホルモンの投与や食欲増進薬を加えた摂取カロリーやタンパクの強化の報告があるが，長期的

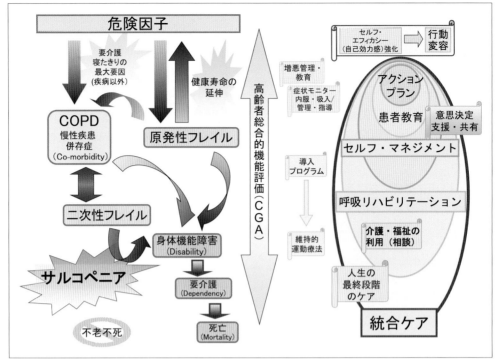

図 4. COPD＋サルコペニア→フレイルと COPD の統合ケア（integrated care）
COPD の統合ケア（integrated care）には慢性疾患の段階的ケアモデルが採用されている．
COPD の病勢の進行とサルコペニアからフレイル，さらに機能障害→人生の最終段階に至る軌
跡を患者も含めた多職種協働で共有する．単純な増悪時のアクション・プランから始まるセル
フマネジメントを基礎とし，監督下の維持的運動療法を含む，包括的な呼吸リハビリテーショ
ンを中心としている．自己効力感（セルフエフィカシー）を強化し，長期間健康を増進する行動
変容に導く COPD の統合ケア体制の構築が課題である．

な効果が不明で，有効な栄養補助療法は確立され
ていない[1]．ω（オメガ）3 系脂肪酸（魚由来のエイ
コサペンタエン；EPA，ドコサヘキサエン；DHA
など）やω9 系脂肪酸（オリーブオイルなど）は前述
の PPARs を介して NF-κB を抑制することにより
全身性炎症を制御し，その強化栄養剤（サプリメ
ント）や抗酸化作用を持つコエンザイム Q_{10}（Co
Q_{10}）の有用性が期待されている．また PPARs を
活性化するクロフィブラート系薬剤やチアゾリジ
ン系薬剤と，抗炎症作用を併せ持つスタチン系薬
剤の可能性が期待されている．テオフィリンの抗
炎症作用に注目する報告もある．グレリンはタン
パク同化作用，摂食促進作用に加え抗炎症作用が
あり，食事量，体重，除脂肪体重，筋力，6 分間
歩行距離，さらに QOL の改善をみた報告があり，
有望であろう．積極的な栄養補給療法と運動療法
との併用は抗炎症作用と身体組成（特に骨格筋量）
と筋肉機能の改善の強化が見込まれ，全身併存症

を含む COPD の主要な治療戦略の 1 つである．
2014 年 ERS の指針[7]は除脂肪体重，BMI，意図し
ない体重減少の有無の 3 者で栄養リスクを層別化
し，サルコペニアや肥満などの栄養評価に基づく
心血管イベントや死亡のリスク評価の必要性と運
動療法を加えた栄養介入の有用性（特にバランス
のとれた食事）を提唱した．

おわりに

呼吸器疾患のサルコペニア・フレイルに対し，
薬物・栄養療法と下肢筋力を改善する運動療法の
レジメンを組み入れた包括的な呼吸リハビリテー
ションプログラムの構築が課題である．呼吸器疾
患患者のセルフエフィカシー（自己効力感）を強化
して行動変容を導くための多職種協働（多専門職
が学際的に；inter-disciplinary）で，包括的に介入
法を検討する高齢者総合的機能評価（Comprehen-
sive Geriatric Assessment；CGA）に基づいた「統

合ケア（integrated care）（**図4**）」[1]の体制構築が重要である．統合ケアは治療・看護・介護（ケア）に危険因子の予防的介入も含め，人生の最終段階まで持続的かつ一貫した，アクション・プランに基づくセルフマネジメント教育を基礎とし，呼吸リハビリテーションが中心となる．

文 献

1) 日本呼吸器学会COPDガイドライン第5版作成委員会（編）：COPD（慢性閉塞性肺疾患）診断と治療のためのガイドライン 2018，第5版，メディカルレビュー社，2018.

2) サルコペニア診療実践ガイド作成委員会（編）：サルコペニア診療実践ガイド，ライフサイエンス出版，2019.
   Summary サルコペニアに関する知見が基礎から運動療法と栄養療法の実際まで簡潔にまとめられている．

3) 荒井秀典（編）：フレイル診療ガイド2018年版，ライフ・サイエンス，2018.
   Summary フレイルの定義から，サルコペニア，認知的・社会的フレイル，他の慢性疾患との関連まで概説されている．

4) Sayer AA, et al：The developmental origins of sarcopenia. *J Nutr Health Aging*, **12**：427-432, 2008.

5) Maltais F, et al：An Official American Thoracic Society/European Respiratory Society Statement：Update on Limb Muscle Dysfunction in Chronic Obstructive Pulmonary Disease. *Am J Respir Crit Care Med*, **189**：e15-62, 2014.

6) Swallow EB, et al：Quadriceps strength predicts mortality in patients with moderate to severe chronic obstructive pulmonary disease. *Thorax*, **62**：115-120, 2007.

7) Schols AM, et al：Nutritional assessment and therapy in COPD：a European Respiratory Society statement. *Eur Respir J*, **44**：1504-1520, 2014.

8) Jones SE, et al：Sarcopenia in COPD：prevalence, clinical correlates and response to pulmonary rehabilitation. *Thorax*, **70**：213-218, 2015.

9) Dávalos-Yerov V, et al：Sarcopenia According to the Revised European Consensus on Definition and Diagnosis（EWGSOP2）Criteria Predicts Hospitalizations and Long-Term Mortality in Rehabilitation Patients With Stable Chronic Obstructive Pulmonary Disease. *J Am Med Dir Assoc*, **20**：1047-1049, 2019.

10) Benz E, et al：Sarcopenia in COPD：a systematic review and meta-analysis. *Eur Respir Rev*, **28**：190049, 2019.

11) Lahousse L, et al：Risk of Frailty in Elderly With COPD：A Population-Based Study. *J Gerontol A Biol Sci Med Sci*, **71**：689-695, 2016.

12) Maddocks M, et al：Physical frailty and pulmonary rehabilitation in COPD：a prospective cohort study. *Thorax*, **71**：988-995, 2016.

13) Bernabeu-Mora R, et al：Frailty is a predictive factor of readmission within 90 days of hospitalization for acute exacerbations of chronic obstructive pulmonary disease：a longitudinal study. *Ther Adv Respir Dis*, **11**：383-392, 2017.

14) Hanlon P, et al：Frailty and pre-frailty in middle-aged and older adults and its association with multimorbidity and mortality：a prospective analysis of 493 737 UK Biobank participants. *Lancet Public Health*, **3**：e323-e332, 2018.

15) Marengoni A, et al：The Relationship Between COPD and Frailty：A Systematic Review and Meta-Analysis of Observational Studies. *Chest*, **154**：21-40, 2018.

16) 3学会合同呼吸リハビリテーションに関するステートメントワーキンググループ（編）「呼吸リハビリテーションに関するステートメント」〔https://www.jrs.or.jp/modules/guidelines/index.php?content_id=114〕（2020年10月19日アクセス）日本呼吸ケア・リハビリテーション学会誌，**27**：95-114，2018.
   Summary 呼吸リハビリテーションの理念から具体的な手技・手法，社会的側面，将来の展望が記載されている．

MB Med Reha **No.257**：**46-53**, 2021

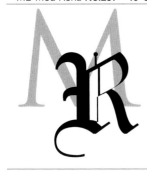

特集／リハビリテーション診療の現場で悩む呼吸トラブル対策

Ⅳ. 運動耐容能・筋力低下
呼吸筋サルコペニアに対する リハビリテーション栄養

若林秀隆*1　　永野彩乃*2　　前田圭介*3　　小蔵要司*4
宮崎慎二郎*5　　森　隆志*6　　藤原　大*7

Abstract　呼吸筋サルコペニアとは，全身のサルコペニアと呼吸筋量低下に加えて呼吸筋力低下および/または呼吸機能低下を認める状態である．サルコペニア性呼吸障害とは，呼吸筋サルコペニアが原因で呼吸機能が悪化したことによる生活機能障害である．呼吸筋サルコペニアは，全身のサルコペニア同様，加齢，活動性低下，栄養摂取不足，侵襲，悪液質など様々な要因で生じる．全身にサルコペニアを認めると，呼吸筋にもサルコペニアを認めやすい．今回，呼吸筋サルコペニアとサルコペニア性呼吸障害の診断基準を作成した．治療にはリハビリテーション栄養(以下，リハ栄養)の考え方が有用である．改善すべき低栄養・サルコペニアか，改善できる低栄養・サルコペニアかの両者の質問とも「はい」の場合に，栄養改善を目指した攻めの栄養療法を実践できる．今後，診断基準の信頼性，妥当性を検証し，有病割合や予後，リハ栄養介入による効果を検証する臨床研究が必要である．

Key words　呼吸筋サルコペニア(respiratory sarcopenia)，サルコペニア性呼吸障害(sarcopenic respiratory disability)，リハビリテーション栄養(rehabilitation nutrition)，診断(diagnosis)，攻めの栄養療法(aggressive nutrition therapy)

はじめに

全身の骨格筋とともに呼吸筋に生じる筋量低下と筋力低下を，呼吸筋サルコペニア(respiratory sarcopenia)と呼ぶ[1)~4)]．呼吸筋サルコペニアは，日常生活活動(ADL)や生活の質(QOL)に悪影響を及ぼす[3)5)~7)]．しかし，呼吸筋サルコペニアの概念や診断基準は明確にされていない．そこで，日本リハビリテーション栄養学会の呼吸筋サルコペニアワーキンググループでは，呼吸筋サルコペニ

アとサルコペニア性呼吸障害(sarcopenic respiratory disability)の定義，診断基準の作成を行った．その際，全身のサルコペニア，およびサルコペニアの摂食嚥下障害の概念や診断基準を参考にした．呼吸筋サルコペニアを，「全身のサルコペニアと呼吸筋量低下に加えて呼吸筋力低下および/または呼吸機能低下を認める状態」と定義した．また，サルコペニア性呼吸障害を，「呼吸筋サルコペニアが原因で呼吸機能が悪化したことによる生活機能障害」と定義した．呼吸筋サルコペニアとサ

*1 Hidetaka WAKABAYASHI, 〒162-8666 東京都新宿区河田町 8-1 東京女子医科大学病院リハビリテーション科，教授
*2 Ayano NAGANO, 西宮協立脳神経外科病院看護部
*3 Keisuke MAEDA, 国立長寿医療研究センター老年内科
*4 Yoji KOKURA, 恵寿総合病院臨床栄養課
*5 Shinjiro MIYAZAKI, KKR 高松病院リハビリテーションセンター
*6 Takashi MORI, 総合南東北病院口腔外科
*7 Dai FUJIWARA, 坂総合病院リハビリテーション科，部長

ルコペニア性呼吸障害の予防と治療として，リハビリテーション栄養(以下，リハ栄養)の考え方が有用である．本稿では，呼吸筋サルコペニア，呼吸筋サルコペニアの診断基準，サルコペニア性呼吸障害，治療としてのリハ栄養について解説する．

呼吸筋サルコペニア

呼吸筋サルコペニアは，全身のサルコペニア同様，加齢，活動性低下，栄養摂取不足，侵襲，悪液質などの要因で生じる．呼吸筋の筋肉量は，コンピュータ断層撮影(CT)[8)9)]や超音波検査[10)～12)]で評価できる．呼吸筋力低下は，最大呼気速度[13)]や最大呼吸圧[14)]で評価できる．Kera ら[1)]は，最大呼気速度を用いた respiratory sarcopenia の定義を示し，最大呼気速度が平均値の1標準偏差以下を診断のカットオフ値とした．しかし，アジアにおける全身のサルコペニアは「骨格筋量低下に加えて，筋力低下および/または身体機能低下」と Asian Working Group for Sarcopenia(AWGS)で定義されている[15)]．そのため，呼吸筋サルコペニアの診断基準にも，呼吸筋力低下だけでなく呼吸筋量低下も含むべきであると考える．

呼吸筋力と呼吸機能は，全身の骨格筋量と筋力に関連している．骨格筋指数は，高齢者の最大吸気圧，最大呼気圧と相関している[16)]．剖検例における横隔膜の重量は，生存中に測定された除脂肪体重と有意な正の相関を示した[17)]．四肢骨格筋量[18)]および第3腰椎レベルの骨格筋面積[19)]が，それぞれ努力肺活量および1秒間努力呼気容量(1秒量)と関連している．握力は，高齢者の最大吸気圧，最大呼気圧と独立して関連している[16)]．慢性疾患や肺疾患のない地域在住高齢女性では，握力が強いほど努力肺活量と1秒間努力呼気容量が高かった．肺機能障害のオッズ比は，握力が第1四分位(最も低い)の方のほうが，第4四分位(最も高い)の方より大きかった[20)]．男性の介護施設入所者では，握力は最大吸気圧および咳嗽時の最大呼気流量と関連していた[21)]．最大吸気圧は，若年成人を含む男女ともに膝伸展筋力および握力と相関

を認めた[22)]．以上より，全身の骨格筋量と筋力が低下すると，呼吸筋力と呼吸機能も低下しやすいといえる．

サルコペニアやフレイルの高齢者では，呼吸筋力，横隔膜の厚さ，呼吸機能に低下を認める．最大吸気圧，最大呼気圧[5)]，および最大呼気流量[23)]は，地域在住高齢者のサルコペニアの診断に使用された．サルコペニアの患者は，サルコペニアでない患者に比べて横隔膜が薄く，最大呼気流量が低い[24)]．フレイルおよびプレフレイルの高齢者は，フレイルでない高齢者と比較して，最大吸気圧，最大呼気圧が有意に低く，呼吸筋力はフレイルの診断に有用な可能性がある[25)]．さらに，最大呼気流量の低下はフレイルのリスクであり，高齢者の健康のマーカーとなり得る[26)]．以上より，全身にサルコペニアやフレイルを認めると，呼吸筋にも筋量低下，筋力低下，機能低下を認めやすいといえる．

誤嚥性肺炎，慢性閉塞性肺疾患，がんといった疾患や，人工呼吸器管理も呼吸筋サルコペニアを生じる．誤嚥性肺炎は，全身の筋肉だけでなく呼吸筋および嚥下筋の筋萎縮も誘発する[27)]．誤嚥性肺炎による炎症は，栄養不足やサルコペニアを引き起こし，誤嚥性肺炎のリスクとなる[28)]．慢性閉塞性肺疾患(COPD)では，横隔膜だけでなく四肢の骨格筋でも筋繊維の変性を認める[29)]．がんによる悪液質は，四肢の骨格筋や呼吸筋の萎縮と関連している[30)]．横隔膜の機能は，低栄養によって低下する[31)]．人工呼吸器管理では，横隔膜の筋力と筋量が低下する[32)～34)]．人工呼吸器装着による横隔膜の筋萎縮は，人工呼吸器装着日数や集中治療室での入院期間などの臨床転帰と関連していた[12)]．以上より，疾患による炎症や人工呼吸器管理は，呼吸筋サルコペニアを悪化させる．

呼吸筋サルコペニアの診断基準

呼吸筋サルコペニアの診断基準を，日本リハビリテーション栄養学会の呼吸筋サルコペニアワーキンググループで作成した(表1)．「呼吸筋サルコ

表 1. 呼吸筋サルコペニアの診断基準

診断項目
① 全身のサルコペニアを認める
② 呼吸筋力低下および／または呼吸機能低下を認める
③ 呼吸筋量低下を認める
④ 呼吸筋量低下を認めない，もしくは測定していない
⑤ 呼吸機能低下の原因となる明らかな原因疾患を認めない
⑥ 呼吸機能低下の原因となる明らかな原因疾患を認める

診断基準
確定診断(definite respiratory sarcopenia)：①，②，③，⑤
可能性が高い(probable respiratory sarcopenia)：①，②，④，⑤
可能性あり(possible respiratory sarcopenia)：①，②，⑥

ペニアの確定診断(definite respiratory sarcopenia)」は，呼吸筋量低下を伴う全身サルコペニアが確認され，呼吸筋力低下および/または呼吸機能低下を認め，呼吸機能低下の原因となる明らかな原因疾患を認めない場合とした．ただし現時点では，臨床現場で呼吸筋量の評価が困難でありカットオフ値も存在しないため，呼吸筋量低下を診断することは困難である．呼吸筋量低下以外の基準すべてに該当する場合，「呼吸筋のサルコペニアの可能性が高い(probable respiratory sarcopenia)」と診断する．一方，COPD などの疾患では，全身のサルコペニアや呼吸筋量低下を認めることがある．しかし，呼吸機能低下が呼吸器疾患によるものなのか，呼吸筋サルコペニアによるものなのかを明確に区別することは困難である．そのため，呼吸機能障害の原因となる疾患を認める場合には，「呼吸筋サルコペニアの可能性あり(possible respiratory sarcopenia)」と診断する．

呼吸筋力低下の診断には，最大吸気圧を使用する．最大吸気圧は，最大呼気圧よりも骨格筋量と筋力との関連が強く[16]，換気不全の診断に使用されてきた．米国胸部学会/欧州呼吸器学会(ATS/ERS)の診療ガイドライン[14]では，最大吸気圧 80 cmH$_2$O 未満を，呼吸筋力低下のカットオフ値としている．Enright ら[35]も最大吸気圧の基準値を推定するための式を示している．日本では，西村ら[36]の式で推定した基準値を用いることが望ましい．

呼吸機能低下の診断には，努力性肺活量を使用する．努力性肺活量は，サルコペニアと関連している[37][38]．努力性肺活量は最大吸気圧と同様に体格で変化するため，地域ごとの基準値を用いるべきである[39]．日本では，呼吸機能評価に LMS 法で推定した基準値が推奨されている[40]．最大呼気速度も呼吸機能評価の１つであり，Kera ら[1]が使用している．しかし，最大呼気速度は COPD や喘息などの呼吸器疾患の影響を強く受けるため，努力性肺活量のほうが望ましいと考える．

サルコペニア性呼吸障害

サルコペニア性呼吸障害とは，呼吸筋サルコペニアが原因で呼吸機能が悪化したことによる生活機能障害である．一方，生活機能障害を伴わない呼吸筋サルコペニアの場合，「サルコペニア性呼吸障害のリスクがある(at risk of sarcopenic respiratory disability)」と診断する．高齢者のサルコペニア性呼吸障害の原因には，加齢による呼吸機能低下や疾患などがある．一方，若年者の原因は，主に疾患である．呼吸筋サルコペニアがない状態で生活機能障害が発生した場合には，サルコペニア以外の疾患が原因で生活機能障害が生じている可能性が高い．

サルコペニア性呼吸障害の診断には，修正MRC スコア(**表2**)[41]を用いる．サルコペニア性呼吸障害の診断基準は，グレード２以上とした．神経筋疾患による呼吸機能障害は，サルコペニア性呼吸障害と診断しない．呼吸器疾患の急性増悪も，サルコペニア性呼吸障害と診断しない．しかし，急性呼吸不全後の人工呼吸器からの離脱困難は，人工呼吸器管理による横隔膜萎縮をもたらし[32]，呼吸機能障害を引き起こすこと[42]から，サルコペニア性呼吸障害と診断する．

表 2. 修正 MRC スコア

グレード 0	激しい運動をしたときだけ息切れがある.
グレード 1	平坦な道を早足で歩く,あるいはゆるやかな上り坂を歩くときに息切れがある.
グレード 2	息切れがあるので,同年代の人よりも平坦な道を歩くのが遅い,あるいは平坦な道を自分のペースで歩いているとき,息切れのために立ち止まることがある.
グレード 3	平坦な道を約 100 m,あるいは数分歩くと息切れのため立ち止まる.
グレード 4	息切れがひどく家から出られない,あるいは衣服の着替えをするときにも息切れがある.

(文献 41 より)

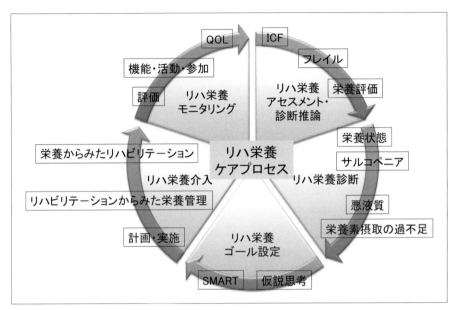

図 1. リハビリテーション栄養ケアプロセス

リハ栄養

　呼吸筋サルコペニアやサルコペニア性呼吸障害の呼吸リハビリテーションには,呼吸障害,サルコペニア,生活機能障害への対応が必要であり,リハ栄養の考え方が有用である.リハ栄養とは,国際生活機能分類(ICF)による全人的評価と栄養障害・サルコペニア・栄養素摂取の過不足の有無と原因の評価,診断,ゴール設定を行ったうえで,障害者やフレイル高齢者の栄養状態・サルコペニア・栄養素摂取・フレイルを改善し,機能・活動・参加,QOL を最大限高める「リハビリテーションからみた栄養管理」や「栄養からみたリハビリテーション」である[43)44)].

　質の高いリハ栄養の実践には,リハ栄養アセスメント・診断推論,リハ栄養診断,リハ栄養ゴール設定,リハ栄養介入,リハ栄養モニタリングの 5 段階で構成されるリハ栄養ケアプロセスが有用である(**図 1**)[44)].

表 3. リハビリテーション栄養診断

① 栄養障害
- 低栄養:飢餓,侵襲,悪液質
- 過栄養:エネルギー摂取過剰,エネルギー消費不足,疾患
- 栄養障害のリスク状態:低栄養・過栄養
- 栄養素の不足状態
- 栄養素の過剰状態
- なし

② サルコペニア
- あり:加齢,活動,栄養,疾患
- 筋肉量のみ低下:加齢,活動,栄養,疾患
- 筋力 and/or 身体機能のみ低下:加齢,活動,栄養,疾患
- 低下なし

③ 栄養素摂取の過不足
- 栄養素の摂取不足
- 栄養素の摂取過剰
- 栄養素摂取不足の予測
- 栄養素摂取過剰の予測
- なし

① リハ栄養アセスメント・診断推論:ICF による全人的評価,栄養障害・サルコペニア・栄養素摂取の評価・推論

② リハ栄養診断(表 3):栄養障害・栄養素摂取の

過不足・サルコペニア

③ **リハ栄養ゴール設定**：仮説思考でリハビリテーションや栄養管理の SMART（specific：具体的，measurable：測定可能，achievable：達成可能，relevant：重要・切実，time-bound：期間が明記）なゴール設定

④ **リハ栄養介入**：「リハビリテーションからみた栄養管理」や「栄養からみたリハビリテーション」の計画・実施

⑤ **リハ栄養モニタリング**：リハ栄養の視点での栄養状態や ICF，QOL の評価

　従来の栄養管理では，栄養アセスメントの次に，栄養のゴール設定を行わずに栄養ケアプランを立てることが多かった．しかし，リハビリテーションで必ずゴールを立てるように，栄養管理でもゴールを立てることが必要である．栄養のゴール設定では，以下の2つの質問が重要である．両者とも「はい」の場合に，栄養改善を目指したゴールを設定して，攻めの栄養療法を実践できる．

⑴ **改善すべき低栄養・サルコペニアか？**

　栄養改善しながらリハビリテーションを行うことで，呼吸機能や ADL などの改善を期待できるかどうかを多職種で検討する．例えば人工呼吸器管理で深い鎮静下の場合や，高位頚髄損傷で完全四肢麻痺の場合には，栄養改善しても生活機能の改善を期待できない．むしろ，脂肪による体重増加で介護負担が増加する可能性があるため，栄養維持を目標にすることが望ましい．

⑵ **改善できる低栄養・サルコペニアか？**

　低栄養の場合，その原因と程度によって，栄養状態の改善，維持，悪化軽減の方向性が決まる．低栄養の原因が飢餓なし，侵襲なしもしくは同化期（例：CRP 3 mg/dl 以下），前悪液質の場合には，栄養改善の方向性でゴールを設定する．一方，高度の飢餓や refeeding 症候群，高度の侵襲（例：CRP 10 mg/dl 以上），不応性悪液質（終末期）の場合には栄養改善は困難であり，栄養維持，もしくは悪化の軽減の方向でゴールを設定する．例えば

誤嚥性肺炎や重症肺炎で人工呼吸器管理を要する場合，入院直後で高度の炎症を認める時期は，栄養改善困難と判断する．その後，炎症が改善してきたら栄養改善可能と判断する．慢性閉塞性肺疾患の場合，急性増悪や終末期を除き，栄養改善可能と判断する．がんの場合，がん悪液質で CRP 10 mg/dl 以上の炎症が持続するときや終末期のときは，栄養改善困難と判断する．

　栄養のゴール設定は，SMART に設定する．SMART なゴールの例は，1か月で2kg の体重増加，2週間後にペースト食で3食経口摂取自立して経管栄養から離脱などである．一方，栄養改善，ADL 向上は，数値や期間の記載がないため，SMART なゴールではない．リハビリテーションも栄養管理も，できる限り SMART なゴールを設定して，モニタリングで達成度を振り返り，次のアセスメント・診断推論につなげて仮説思考のサイクルを回し続けることが重要である．

　「リハビリテーションからみた栄養管理」では，機能訓練の内容を考慮した栄養管理を行う．例えば，1日3時間の機能訓練で1日500 kcal 消費しているのであれば，1日エネルギー必要量に500 kcal 追加することが必要である．また，栄養改善を目指したゴールを設定した場合には，攻めの栄養療法を行う．例えば，1か月後に体重1kg 増加を栄養のゴールとした場合，1日エネルギー必要量＝1日エネルギー消費量＋1日エネルギー蓄積量（約250 kcal）と設定する．約7,000〜7,500 kcal のエネルギーバランスがプラスになることで，1kg の体重増加が理論的に得られるためである．攻めの栄養管理を行うときは，必ずレジスタンストレーニングを併用する．栄養管理だけ攻めて，レジスタンストレーニングを行わないと，筋肉ではなく脂肪で体重増加してしまう．

　「栄養からみたリハビリテーション」では，栄養管理が不適切な場合，筋肉量増加をめざしたレジスタンストレーニングや，持久力改善を目指した持久性トレーニングは行わない．例えば，急性期病院で摂食嚥下障害に対するリハビリテーション

依頼があった入院高齢患者の1日エネルギー摂取量を評価したところ，4人に1人が648 kcal 以下であった[45]．つまり，誤嚥性肺炎やCOPDなどで呼吸リハビリテーションだけでなく摂食嚥下リハビリテーションを要する入院高齢患者では，栄養管理が不適切な場合が少なくない．ただし，仮に栄養管理が不適切でも1日中ベッド上安静で過ごしていると，廃用性筋萎縮が進行してしまう．そのため，栄養管理の内容にかかわらず，最大筋力の30〜40%程度の軽負荷の筋力トレーニングは実施すべきである．

おわりに

呼吸筋サルコペニア，呼吸筋サルコペニアの診断基準，サルコペニア性呼吸障害，リハ栄養について解説した．呼吸器疾患でサルコペニア・フレイルを認める高齢者では，全身のサルコペニアだけでなく，呼吸筋サルコペニアやサルコペニア性呼吸障害を認めることが少なくないと考える．しかし，サルコペニアの摂食嚥下障害と比較すると，研究は少なく認知度が低いのが現状である．呼吸器疾患でサルコペニア・フレイルを認める高齢者の生活機能やQOLを最大限高めるためには，呼吸筋サルコペニアやサルコペニア性呼吸障害という概念とリハ栄養が有用と考える．今後，診断基準の信頼性，妥当性を検証するとともに，呼吸筋サルコペニアやサルコペニア性呼吸障害の有病割合や予後，リハ栄養介入による効果を検証する臨床研究が必要である．

文　献

1) Kera T, et al：Definition of respiratory sarcopenia with peak expiratory flow rate. *J Am Med Dir Assoc*, **20**：1021-1025, 2019.
   Summary Respiratory sarcopenia という言葉を最初にタイトルで使用した論文.
2) Vang P, et al：Diaphragm muscle sarcopenia into very old age in mice. *Physiol Rep*, **8**：e14305, 2020.
3) Greising SM, et al：Functional impact of diaphragm muscle sarcopenia in both male and female mice. *Am J Physiol Lung Cell Mol Physiol*, **309**：L46-52, 2015.
4) Greising SM, et al：Diaphragm muscle sarcopenia in aging mice. *Exp Gerontol*, **48**：881-887, 2013.
5) Ohara DG, et al：Respiratory muscle strength as a discriminator of sarcopenia in community-dwelling elderly：A cross-sectional study. *J Nutr Health Aging*, **22**：952-958, 2018.
6) Greising SM, et al：Diaphragm plasticity in aging and disease：therapies for muscle weakness go from strength to strength. *J Appl Physiol*(1985), **125**：243-253, 2018.
7) Buchman AS, et al：Respiratory muscle strength predicts decline in mobility in older persons. *Neuroepidemiology*, **31**：174-180, 2008.
8) Ju S, et al：Clinical importance of cross-sectional area of intercostal muscles in patients with chronic obstructive pulmonary disease. *Clin Respir J*, **12**：939-947, 2018.
9) Fernandes L, et al：Impact of heart transplantation on the recovery of peripheral and respiratory muscle mass and strength in patients with chronic heart failure. *Transplant Direct*, **4**：e395, 2018.
10) Nakanishi N, et al：Change in diaphragm and intercostal muscle thickness in mechanically ventilated patients：a prospective observational ultrasonography study. *J Intensive Care*, **7**：56, 2019.
11) Zambon M, et al：Assessment of diaphragmatic dysfunction in the critically ill patient with ultrasound：a systematic review. *Intensive Care Med*, **43**：29-38, 2017.
12) Goligher EC, et al：Measuring diaphragm thickness with ultrasound in mechanically ventilated patients：feasibility, reproducibility and validity. *Intensive Care Med*, **41**：642-649, 2015.
13) Laszlo G：Standardisation of lung function testing：helpful guidance from the ATS/ERS Task Force. *Thorax*, **61**：744-746, 2006.
14) ATS/ERS Statement on respiratory muscle testing. *Am J Respir Crit Care Med*, **166**：518-624, 2002.
15) Chen LK, et al：Asian Working Group for Sarco-

penia：2019 consensus update on sarcopenia diagnosis and treatment. *J Am Med Dir Assoc*, **21**：300-307, e2, 2020.
  Summary アジアでの新しいサルコペニア診断基準である AWGS2019 の論文.

16) Shin HI, et al：Relation between respiratory muscle strength and skeletal muscle mass and hand grip strength in the healthy elderly. *Ann Rehabil Med*, **41**：686-692, 2017.

17) 西村善博ほか：横隔膜重量と体成分諸指標との関連性─剖検症例の検討─. 日胸疾患会誌, **34**：501-505, 1996.

18) Jeon YK, et al：Low pulmonary function is related with a high risk of sarcopenia in community-dwelling older adults：the Korea National Health and Nutrition Examination Survey(KNHANES) 2008-2011. *Osteoporos Int*, **26**：2423-2429, 2015.

19) Choe EK, et al：Association between CT-measured abdominal skeletal muscle mass and pulmonary function. *J Clin Med*, **8**：667, 2019.

20) Son DH, et al：Relationship between handgrip strength and pulmonary function in apparently healthy older women. *J Am Geriatr Soc*, **66**：1367-1371, 2018.

21) Bahat G, et al：Relation between hand grip strength, respiratory muscle strength and spirometric measures in male nursing home residents. *Aging Male*, **17**：136-140, 2014.

22) Ro HJ, et al：Relationship between respiratory muscle strength and conventional sarcopenic indices in young adults：A preliminary study. *Ann Rehabil Med*, **39**：880-887, 2015.

23) Kera T, et al：Relationships among peak expiratory flow rate, body composition, physical function, and sarcopenia in community-dwelling older adults. *Aging Clin Exp Res*, **30**：331-340, 2018.

24) Deniz O, et al：Diaphragmatic muscle thickness in older people with and without sarcopenia. *Aging Clin Exp Res*, 2020. doi：10.1007/s40520-020-01565-5［Online ahead of print］

25) Vidal MB, et al：Respiratory muscle strength for discriminating frailty in community-dwelling elderly：a cross-sectional study. *Arch Gerontol Geriat*, **89**：104082, 2020.

26) Trevisan C, et al：Cross-sectional and longitudinal associations between peak expiratory flow and frailty in older adults. *J Clin Med*, **8**：1901, 2019.

27) Komatsu R, et al：Aspiration pneumonia induces muscle atrophy in the respiratory, skeletal, and swallowing systems. *J Cachexia Sarcopenia Muscle*, **9**：643-653, 2018.
  Summary 誤嚥性肺炎で全身の筋肉, 嚥下関連筋, 呼吸筋が萎縮することを示した論文.

28) Okazaki T, et al：Association between sarcopenia and pneumonia in older people. *Geriatr Gerontol Int*, **20**：7-13, 2020.

29) Levine S, et al：Cellular adaptations in the diaphragm in chronic obstructive pulmonary disease. *N Engl J Med*, **337**：1799-1806, 1997.

30) Nosacka RL, et al：Distinct cachexia profiles in response to human pancreatic tumours in mouse limb and respiratory muscle. *J Cachexia Sarcopenia Muscle*, **11**：820-837, 2020.

31) Zellner HK, et al：Differences in respiratory muscle strength measures in well-nourished and malnourished hospitalized patients. *J Acad Nutr Diet*, **119**：831-839, 2019.

32) Levine S, et al：Rapid disuse atrophy of diaphragm fibers in mechanically ventilated humans. *N Engl J Med*, **358**：1327-1335, 2008.

33) Hermans G, et al：Increased duration of mechanical ventilation is associated with decreased diaphragmatic force：a prospective observational study. *Crit Care*, **14**：R127, 2010.

34) Grosu HB, et al：Diaphragm muscle thinning in subjects receiving mechanical ventilation and its effect on extubation. *Respir Care*, **62**：904-911, 2017.

35) Enright PL, et al：Respiratory muscle strength in the elderly. Correlates and reference values. Cardiovascular Health Study Research Group. *Am J Respir Crit Care Med*, **149**：430-438, 1994.

36) 西村善博ほか：加齢の呼吸筋力に及ぼす影響─最大口腔内圧を用いた検討─. 日胸疾患会誌, **29**：795-801, 1991.

37) Landi F, et al：Relationship between pulmonary function and physical performance among community-living people：results from Look-up 7＋study. *J Cachexia Sarcopenia Muscle*, **11**：38-45, 2020.

38) Ohara DG, et al：Cross-sectional study on the association between pulmonary function and sarcopenia in Brazilian community-dwelling

elderly from the Amazon region. *J Nutr Health Aging*, **24**：181-187, 2020.

39) Quanjer PH, et al：Multi-ethnic reference values for spirometry for the 3-95-yr age range：the global lung function 2012 equations. *Eur Respir J*, **40**：1324-1343, 2012.

40) Kubota M, et al：Reference values for spirometry, including vital capacity, in Japanese adults calculated with the LMS method and compared with previous values. *Respir Investig*, **52**：242-250, 2014.

41) Bestall JC, et al：Usefulness of the Medical Research Council（MRC）dyspnoea scale as a measure of disability in patients with chronic obstructive pulmonary disease. *Thorax*, **54**：581-586, 1999.

42) Vassilakopoulos T, Petrof BJ：Ventilator-induced diaphragmatic dysfunction. *Am J Respir Crit Care Med*, **169**：336-341, 2004.

43) Wakabayashi H：Rehabilitation nutrition in general and family medicine. *J Gen Fam Med*, **18**：153-154, 2017.

44) Nagano A, et al：Rehabilitation Nutrition for Iatrogenic Sarcopenia and Sarcopenic Dysphagia. *J Nutr Health Aging*, **23**：256-265, 2019.
Summary 医原性サルコペニア，サルコペニアの摂食嚥下障害，リハ栄養ケアプロセスに関する論文.

45) Wakabayashi H, et al：The Prevalence and Prognosis of Sarcopenic Dysphagia in Patients Who Require Dysphagia Rehabilitation. *J Nutr Health Aging*, **23**：84-88, 2019.

病院と在宅をつなぐ
脳神経内科の摂食嚥下障害
―病態理解と専門職の視点―

 編著 **野﨑 園子**

関西労災病院 神経内科・リハビリテーション科 部長

2018 年 10 月発行　B5 判　156 頁
定価 4,950 円（本体 4,500 円＋税）

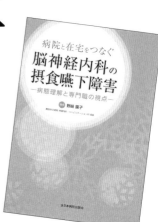

「疾患ごとのわかりやすい病態解説＋13 の専門職の視点からの解説」
在宅医療における脳神経内科の患者の摂食嚥下障害への介入が丸わかり！さらに、Q&A
形式でより具体的な介入のコツとワザを解説しました。在宅医療に携わるすべての方に
お役立ていただける一冊です！

Contents

Ⅰ．まずおさえておきたい基礎知識
　1．疾患の摂食嚥下・栄養障害の特徴と対策
　　概論
　2．嚥下機能検査
Ⅱ．疾患概要と嚥下障害の特徴と対策
　1．筋萎縮性側索硬化症
　2．パーキンソン病
　3．進行性核上性麻痺
　4．多系統萎縮症・脊髄小脳変性症
　5．重症筋無力症
　6．ギラン・バレー症候群
　7．筋ジストロフィー
　8．慢性期脳卒中
　9．認知症
　10．呼吸と嚥下障害
　11．経管栄養―胃瘻を中心に―
　12．誤嚥防止術・嚥下機能改善術

Ⅲ．専門職からみた在宅支援のポイント
　　―視点と Q&A―
　1．神経内科医の視点と Q&A
　2．リハビリテーション医の視点と Q&A
　3．耳鼻咽喉科医の視点と Q&A
　4．在宅医の視点と Q&A
　5．歯科医師の視点と Q&A
　6．看護師の視点と Q&A
　7．歯科衛生士の視点と Q&A
　8．言語聴覚士の視点と Q&A
　9．理学療法士の視点と Q&A
　10．作業療法士の視点と Q&A
　11．管理栄養士の視点と Q&A
　12．薬剤師の視点と Q&A
　13．保健師の視点と Q&A

 全日本病院出版会 〒113-0033 東京都文京区本郷 3-16-4　Tel:03-5689-5989
www.zenniti.com　　　　　　　　　　　　　　Fax:03-5689-8030

MB Med Reha **No.257**：**55-62**, 2021

特集／リハビリテーション診療の現場で悩む呼吸トラブル対策

V. 終末期
終末期の問題とその対応

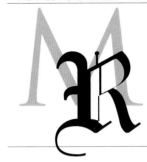

津田　徹*1　金田瑠美*2　船田　碧*3　池内智之*4

Abstract　非がん性呼吸器疾患では，加齢とともに，増悪のたびごとに心身の機能が低下し，予後予測が難しく，どの時点をもって終末期と判断するのか難しい.
　非がん性呼吸器疾患の緩和ケアの特徴は，疾患の治療と緩和ケアが併行して行われていることである. 終末期において基本的治療から緩和ケアにスイッチするのではなく，吸入薬を基本とする薬物治療，包括的呼吸リハビリテーションなどを継続し，そこに緩和ケア的要素を加えていく.
　COPD（慢性閉塞性肺疾患），ILD（間質性肺炎）などでは，少なくとも在宅酸素療法導入前には包括的呼吸リハビリテーションを導入しておくことが必要である. 最終末期になり寝たきりとなるまで，放置されることのないように，啓発と地域の連携が必要である.
　このためにも，日本呼吸器学会・日本呼吸ケアリハビリテーション学会では「非がん性呼吸器疾患の緩和ケア指針」を各学会のホームページに公開予定である.

Key words　非がん性呼吸器疾患（non-malignant respiratory disease），advanced care planning；ACP，chronic obstructive lung disease；COPD，interstitial lung disease；ILD，緩和ケア（palliative care）

はじめに

COPD（慢性閉塞性肺疾患）などの非がん性呼吸器疾患（non-malignant respiratory disease；NMRD）の終末期の苦痛は，末期肺がん患者の苦痛に匹敵し，時にこれを上回る. また，苦痛の評価法や苦痛緩和の原則，意思決定支援に至るまで，がんの緩和ケアとは異なる点が少なくない.

緩和ケアは，がん，非がんなどの疾患，場所を問わずに提供されるべき基本的ケアであるとのWHOの理念のもと，2016年より厚生労働省健康局において「がん等における緩和ケアの更なる推進に関する検討会」の中で，まず，「循環器疾患の患者に対する緩和ケア提供体制のあり方について」

が検討課題に挙がった. 2018年5月に報告書[1]がまとまり，循環器疾患だけでなくCOPDなどの生命を脅かす疾病に対して，活用可能で共有するべきであるとされ，厚生労働省より日本呼吸ケアリハビリテーション学会に対して周知依頼がなされた.

日本呼吸器学会呼吸管理学術部会と日本呼吸ケアリハビリテーション学会呼吸不全緩和ケア検討委員会が協働して，「非がん性呼吸器疾患の緩和ケア指針」[2]の作成に2019年11月より取りかかり，2020年10月現在,パブリックコメントを募集している.

非がん性呼吸器疾患の終末期，最終末期

非がん性呼吸器疾患では終末期を明確に線引きすることは難しく，治療抵抗性の症状が続く場合

*1 Toru TSUDA，〒 802-0052 福岡県北九州市小倉北区霧ヶ丘 3-9-20　医療法人社団恵友会霧ヶ丘つだ病院, 院長
*2 Rumi KANEDA，同病院，理学療法士
*3 Midori FUNADA，同病院，医師
*4 Tomoyuki IKEUCHI，同病院，理学療法士

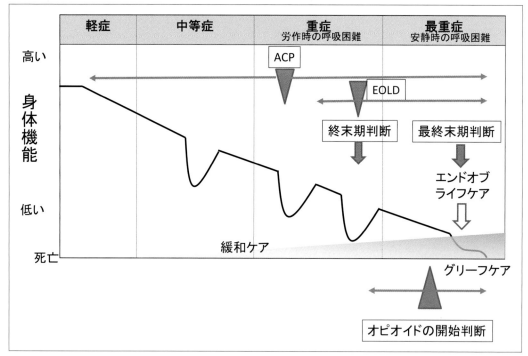

図 1. 終末期へ向かう疾患軌道と緩和ケア

緩和ケアと ACP はともに終末期以前から対象となる．ACP の一環として終末期判断が見込まれるようになって以降，繰り返し終末期判断(EOLD)がもたれる．またオピオイドも終末期判断以降で個別の状況に応じて投与が検討される．

(文献 2「非がん性呼吸器疾患の緩和ケア指針」津田案より)

などに早期から緩和ケアと ACP(advanced care planning)を導入することが重要である．

図 1 に示すように，終末期とは，「① 日常生活で介助が必要，かつ，頻回の増悪，症状持続，著明な QOL 低下を認める．② 身体的特徴として，サルコペニアやフレイルの状態を伴うことが多い」と定義し，予後はおよそ半年から数年をイメージする．

最終末期とは，「症状緩和が主目標となる，死が差し迫った状態」と定義し，予後数日から1週間程度をイメージする，とした[2]．

オランダ呼吸器学会の慢性進行性の非がん性呼吸器疾患に対するポジションペーパ[3]に示されている具体的な臨床像を**表1**に提示する．

IPF(特発性肺線維症)では，進行がないまま天寿を全うする場合，緩やかに進行し数年で亡くなる場合，1回目の急性増悪を機に死亡に至る場合など，それぞれであるが，死亡原因としては急性増悪が40％，慢性呼吸不全が24％，肺がんが11％であった[4]．急性増悪の出現率は診断後1年目で約10％，3年目では約22％となる[5]．増悪の転帰を辿ることが多いことから，その治療反応性に合わせて，柔軟な方針を立てることが要求される．

病みの軌跡

慢性進行性疾患の看護では病みの軌跡が重視されている．これは病気の慢性状態が長く経過するにつれて多様に変化していく1つの行路である．病気の行路をめぐって患者や周囲の人々の考えや行為，治療やケアなどが影響して方向づけられてきた患者自身の体験そのものである．局面とは慢性の病気がその行路を経るときの様々な変化を表し，局面に合わせた介入が必要となる．呼吸器を含む臓器機能の状態，社会とのかかわりと役割，人生経験，サポート体制などの患者情報は，終末期の QOL を高めるため重要である[2][6]．

在宅酸素療法の導入も本人にとっても家族にとっても一大事であり，限られた行動範囲，自分のボディイメージの変化など，患者は受け入れを行うことになる．この軌跡を描く過程で，**図2**に

表 1. 慢性進行性の非がん性呼吸器疾患に対する具体的な臨床像

COPD 終末期

数か月以上にわたって息切れや衰弱のため他者による支援に依存している，かつ，少なくとも下記の 2 項目を満たす.

- 過去 6 か月に COPD 増悪 and/or NPPV もしくは人工呼吸器を要する入院
- 在宅酸素療法，NPPV の継続
- 適切な栄養療法を行っても BMI 18 未満
- 進行性もしくは新たに診断された重篤な併存症

ILD 終末期

数か月以上にわたって息切れや衰弱のため他者による支援に依存している，かつ，少なくとも下記の 2 項目を満たす.

- 直近の 1 年間で 2 回以上の増悪や感染による呼吸器関連入院
- 安静時 SpO_2＜88％
- 身体活動性低下（6 分間歩行距離＜212 m）
- 肺高血圧症
- FVC が予測値の 50％未満，あるいは過去 6 か月間で％FVC＞10％もしくは％DLCO＞15％の低下
- 進行性もしくは新たに診断された重篤な併存症

COPD：慢性閉塞性肺疾患，NPPV：非侵襲的陽圧呼吸，ILD：間質性肺炎
FVC：努力性肺活量，DLCO：一酸化炭素肺拡散能

（文献 3 より）

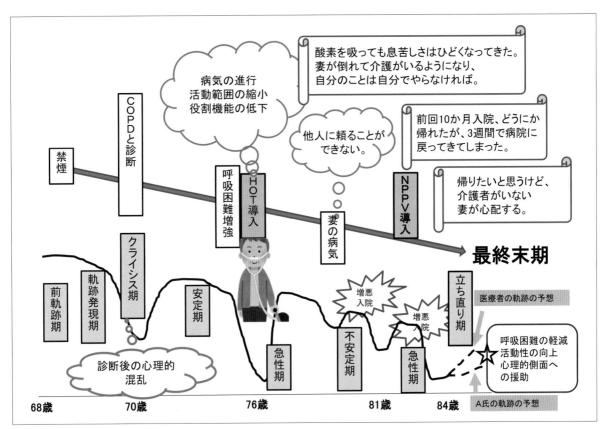

図 2. COPD 患者の病みの軌跡

呼吸器を含む臓器機能の状態，社会とのかかわりと役割，人生経験，サポート
体制などの患者情報は，終末期の QOL を高めるため重要である.

HOT：在宅酸素療法，NPPV：非侵襲的陽圧呼吸

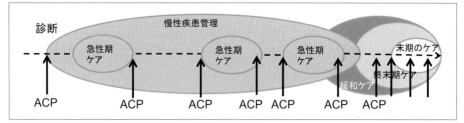

図 3. ACP（advanced care planning）
病気と付き合い，これからどう実りある人生を過ごすか，
また，事前に次の医療ケアプランも立てておく．

示すように，数回にわたり喪失体験を繰り返し，その都度自分なりに折り合いをつけながら療養を続けてきた．自分のことは自分でやらないといけないという強い思いを持っていること，短期間で再入院を繰り返し，介護が困難なことで妻に負担をかけることを深刻に受け止めていることがわかり，最初に自分が考えていた問題との相違について知ることができた．また，**図 2**の☆印の局面が立ち直り期への移行期であり，効果的な介入を検討することで本人と医療者の軌跡の予想を近づけることが可能となる．

非がん性呼吸器疾患とともに歩んできた個々の「病みの軌跡」を医師も知り，医療チームが共有し，終末期の対応を考えることが大切である．

ACP（advanced care planning）の考え方[6]

ACP は患者の過去と現在を知ったうえで，患者，家族，医療チームで，これからどう過ごすか，相互理解をはかるため，繰り返し話し合いをすることである．いうなれば，早い時期から病気と付き合い，実りある人生を送るための話し合いである．最終末期に生命維持装置をどうするかを決めることだけが ACP ではない．

ACP のタイミングは，COPD や間質性肺炎と診断を受けたとき，増悪を繰り返すとき，呼吸困難の悪化，ADL 低下，介護に手間がかかるようになったとき，在宅酸素療法や NPPV（非侵襲的陽圧呼吸）の導入時，増悪入院をして，症状が落ち着いた退院前などに行う．

IPF では診断時，治療にもかかわらず肺機能や運動耐容能の低下が明らかとなったとき，急性増悪後に回復したとき，在宅酸素療法導入時（特定

医療費支給認定の申請時，抗線維化薬などによる治療開始時）などが，そのタイミングとなる[2)7]（**図 3**）．

トータルペインとしての呼吸困難

在宅酸素療法が導入されると，生活様式の変更を余儀なくされ，ボディイメージが変化する．社会的活動が著しく制限され，閉じこもりがちになり，抑うつ気分はさらに ADL を低下させ，家庭内の役割・社会的役割が低下する．過去の経験，刷り込み，不安・抑うつ，心理・社会的ストレス，身体化，精神的要因，信仰・宗教観，性・年齢・教育，社会文化的背景が呼吸困難にかかわり，呼吸困難のため，以前，難なくできていたことができなくなる．思考，感情，行動，身体感覚が相互に影響する負の連鎖が存在し，不安による換気デマンドの増加がさらに呼吸困難感を増長する[7]．

認知行動療法は COPD 患者の不安，抑うつ，QOL を改善し，救急部門の受診を減らすことが知られているが，本邦においては非がん性呼吸器疾患に対する心理療法に精通した臨床心理士・公認心理師の育成や診療報酬加算といった今後の対応が望まれる[8]．

患者が知りたい点は，① どんな病気で，② これからどのように進行していくのか，③ どんな治療があり，どの程度，症状や QOL，予後が改善するのか，④ 自分の生命や QOL 上の予後，⑤ 死がどのように訪れるのか，⑥ これから起こってくる増悪時にどのように対応するかなどとされる[9]．

呼吸リハビリテーションの導入が終末期の抑うつ・不安の軽減につながる

増悪入院ごとに呼吸機能だけでなく，身体機

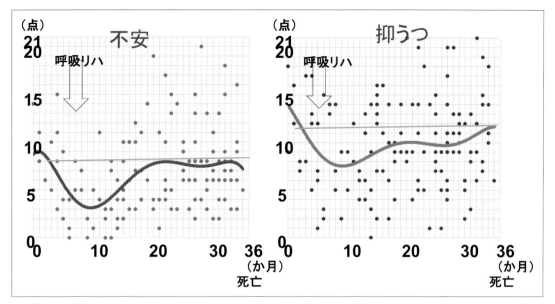

図 4. 呼吸リハビリテーションを受けた COPD 患者の死亡前 3 年間の不安，抑うつの軌跡（HADS による）
　包括的呼吸リハビリテーション導入後，不安，抑うつは軽減し，終末期，死亡直前の最終末期にあっても，不安，抑うつが当初のスコアを上回らない[11]．8 点以上を疑いあり，11 点以上を確診と判断．

能・精神機能が低下し，終末期に向かっていく COPD の呼吸リハビリテーションにおいては，終末期へいきなりギアチェンジするのではなく，通常のチーム医療の延長上にシームレスな形として終末期の呼吸リハビリテーションはなされるべきである．GOLD（Global Initiative for Chronic Obstructive Lung Disease）のステージⅢまで（在宅酸素療法導入前まで）には呼吸リハビリテーションを導入し，呼吸法，息切れがしない動作の工夫，呼吸困難への対処法などを体得しておくことが望まれる[2)7)10)]．

当院にて終末期から死に至った COPD 患者の ADL，QOL，精神心理状態を追跡した．対象は当院にて入院での呼吸リハビリテーションを実施し，2013～17 年の間に死亡した COPD 患者 25 名（男性 22 名，女性 3 名，平均年齢 81.5 歳，%FEV$_{1.0}$［予測 1 秒量に対する%］（%）37.9±24.2）について検討した．死亡退院より 36 か月以内の増悪入院時の NRADL（The Nagasaki University Respiratory ADL questionnaire），QOL（St. George's Respiratory Questionnaire；SGRQ，COPD Assessment Test；CAT），不安・抑うつ状態（HADS）を後方視にてデータ収集，そのデータを散布図で表し，多項目近似曲線にて示した（**図4**）．ADL は 10

か月頃に約 15 点低下するのに対して，QOL，HADS に関しては呼吸リハビリテーション介入による改善が認められ，死亡前まで維持されており，早期からの包括的呼吸リハビリテーション介入を行うことにより，終末期においても COPD 患者の QOL や HADS が維持できると考えられた[11)]．

終末期の呼吸管理

1．終末期の酸素投与と考えておくべきこと

まず，酸素療法の目的は低酸素血症の是正であって呼吸困難の改善ではないことを認識するべきである．低酸素血症に陥る患者に対する酸素投与は効果が認められるが，酸素飽和度が保たれている患者に対する酸素の上乗せ投与は呼吸困難の改善には役立たない．BTS（英国呼吸器学会）酸素療法ガイドラインは，高 CO_2 血症のリスクがなければ SpO$_2$（経皮的動脈血酸素飽和度）90～94%を，リスクがあれば SpO$_2$ 88～92%を酸素飽和度の目標としている[12)]．

酸素でなく空気でも，吸入の前後で呼吸困難が緩和する[13)]．心理的あるいは気流（フロー）そのものによる効果であると推測されるが，HFNC（高流量鼻カニュラ酸素療法）も高流量のフローが入ることから，呼吸困難への対応ができていると考

えられる．また，ファンを顔にあてることも呼吸困難の改善としてはエビデンスがあり，三叉神経第2・3枝領域の顔面皮膚の冷却や鼻粘膜・上気道の気流受容体を介して中枢における呼吸困難の知覚を変化させることで，呼吸ドライブを低下させ，呼吸困難感を軽減することが考えられている[14]．これらのことより，空気の流れ，フローを取り込むことが呼吸困難の改善に役に立つことは納得できる．

食事中，入浴時や排便時など，低酸素血症をきたす際には酸素流量を上げる．食事中に高流量の酸素が必要な場合には，食事に支障のないように，リザーバー付きのカニューラを使用する．

2．NPPV（非侵襲的陽圧換気療法）

NPPV は低酸素血症の改善，高CO_2血症の改善，呼吸仕事量の軽減，内因性 PEEP の解除，前負荷，後負荷の軽減による心原性肺水腫の改善効果があり，終末期には，CO_2ナルコーシスに対する治療と呼吸仕事量の減少・呼吸筋休息を目的とした緩和ケアに用いることもできる[15]．COPD では，治療と緩和ケアが並行して行われていることが多く，ヨーロッパの大規模調査では末期慢性呼吸不全患者の約30%が NPPV を装着しながら亡くなっている[16]．

COPD 患者では air tapping がみられ，吐き出しきれずに肺内に残っている空気の圧を内因性 PEEP というが，これに打ち勝つようなカウンター PEEP（extrinsic PEEP）として EPAP 圧を設定する必要がある．口すぼめ呼吸によるカウンター PEEP はせいぜい5 cm 水柱といわれているため，安静時にも気流閉塞が存在するような最重症の COPD では，内因性 PEEP を打ち消すためのカウンター PEEP として EPAP 圧を6～12 cm 水柱とすることで，安静時の呼吸困難を軽減できることも経験する[15]．EPAP 圧が適正かは，NPPV 機器の PV カーブでみることができるが（Vivo50など），実際には，EPAP 圧を6 cm 水柱から徐々に上げながら，背部より聴診し，wheeze が消えるところを設定 EPAP 圧とするのも良い．

非がん性呼吸器疾患の緩和治療として，NPPV

は急性期の患者，慢性期の患者，DNI（挿管）オーダーの患者，終末期の患者のいずれにおいても，呼吸困難を中心とした症状の緩和に役立つ．

3．HFNC　ハイフローセラピー（high-flow nasal cannula）

高流量システムによる安定したFIO_2（吸入酸素濃度）供給が可能なことから，間質性肺炎の終末期に高流量の酸素が必要な場合，重用される．在宅での健康保険適応は現在ない．HFNC は加温・加湿（相対湿度100%）に優れているだけでなく，解剖学的死腔を wash out しCO_2の再呼吸を抑え，呼吸困難を軽減する効果も期待できる．侵襲性の低いインターフェイスであり，通常の酸素吸入用マスクと比べても患者不快やインターフェイスのずれが少なく[17]，会話や経口摂取時にも問題なく使用できる．

HFNC は夜間在宅の使用により COPD の高炭酸ガス血症の改善，QOL の改善，継続率も高いことが示されている[18]．これも現時点で在宅使用は健康保険適応とされておらず，病院内の使用に限られる．

終末期の呼吸困難への対処（図5）

終末期の症状である全身倦怠感（身の置き所がない），身体的苦痛（痛み，息苦しさ，だるさ，薬による副作用，吐き気，食欲低下，便秘，睡眠障害），精神的苦痛（死に対する不安，恐怖，苛立ち，孤独感，疑念，うつ状態），社会的苦痛（社会的地位や役割の喪失，収入など経済的問題，相続など家族内の問題），霊的苦痛（後悔，自責の念，人生の意味，苦しみの意味，死生観に対する悩み）などが加わり，呼吸困難は相互に関与し合い，トータルペインとして大きくなる．

終末期においては，患者側と医療者側のコミュニケーションが最も大切であり，最期の瞬間までその人の生き方を尊重できるように，チームで連携して支援することが重要である．

オピオイドは，呼吸ドライブを抑制し，呼吸回数を減少させて，呼吸仕事量を軽減，中枢での呼吸困難の閾値を変化させる，低酸素血症や高炭酸

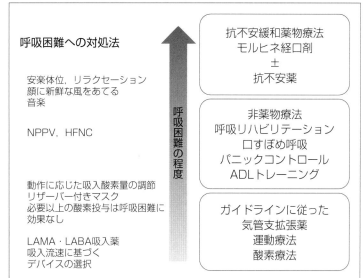

図 5.
終末期の呼吸困難への対処法
　NPPV：非侵襲的陽圧呼吸
　HFNC：高流量鼻カニュラ酸素療法
　LAMA：長時間作用性ムスカリン受
　　　　容体拮抗薬
　LABA：長時間作用性 β_2 刺激薬

ガス血症に対する喚起応答の低下や不安などの軽減が想定されている.

　オピオイドは呼吸困難により日常生活に支障があり，**表 2** の呼吸困難の対処法ラダーに示すように，標準治療では十分に緩和できない呼吸困難に対する治療の選択肢として挙げられる. 欧米ではオピオイドは健康保険上も使用が可能である. オピオイド投与前に，標準治療が十分になされていること，禁忌の有無，投与量に影響する因子の有無，患者や家族の同意を得ていることを確認する. 経口モルヒネは屯用で 2～5 mg から，約 10 mg/日から開始し，最大量は 30 mg/日を目安とする（**図 6**）. モルヒネ注射剤持続注射は 0.25 mg/時

表 2. オピオイド使用におけるチェック項目

> ① 処方医が非がん性呼吸器疾患患者に対するオピオイド使用に習熟している，もしくはそのような医師に相談している
> ② 原疾患および併存症に対する標準治療がなされている
> ③ オピオイドの禁忌がない
> ④ オピオイドの投与量に影響する因子の評価が行われている腎機能障害がない（推定 eGFR 30 ml/分以上）
> ⑤ 進行した病状である
> ⑥ 患者もしくは家族から同意を得ている

（文献 2 より）

から開始する. オピオイド開始後，十分量使用しても効果がなければ速やかに中止する. オピオイド開始後は副作用のチェックを定期的に行う[2].

　我が国においては非がん呼吸器疾患へのオピオイド使用は速効性の経口薬と塩酸モルヒネ注射剤

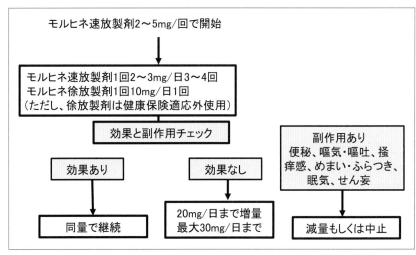

図 6. モルヒネ内服薬の投与法

のみが鎮咳としての適応の中で使用できるが，モルヒネ徐放製剤の効能・効果は，「激しい疼痛を伴う各種がんにおける鎮痛」であり，使用できない．ALSをはじめとする神経難病では2011年より「呼吸困難の除痛」に対して処方した場合，当該使用事例を審査上認めるとの通達が出された．

　Ⅱ型呼吸不全患者においては，オピオイド開始後に動脈血ガス分析による動脈血二酸化炭素分圧の評価を行う．

文　献

1) 厚生労働省健康局：循環器疾患の患者に対する緩和ケア提供体制のあり方について．2018.
〔http://www.mhlw.go.jp/file/05-Shingikai-10901000-Kenkoukyoku-Soumuka/0000204784.pdf〕
Summary 呼吸不全と疾患軌道の似ている心不全の緩和ケア，地域連携のあり方など，非がんの緩和ケアの先鋒として作成された報告書は役に立つ．

2) 日本呼吸器学会・日本呼吸ケアリハビリテーション学会：非がん性呼吸器疾患の緩和ケア指針．2021年1月（公開予定）．

3) Marsaa K, et al：Danish respiratory society position paper： palliative care in patients with chronic progressive non-malignant lung diseases. *Eur Clin Respir J*, 5：1530029, 2018.

4) Natsuizaka M, et al：Epidemiologic survey of Japanese patients with idiopathic pulmonary fibrosis and investigation of ethnic differences. *Am J Respir Crit Care Med*, 190(7)：773-779, 2014.
Summary 日本のIPFの疫学調査

5) Kondoh Y, et al：Risk factors of acute exacerbation of idiopathic pulmonary fibrosis. *Sarcoidosis Vasc Diffuse Lung Dis*, 27：103-110, 2010.
Summary IPFにおいて，どの程度増悪が死亡へのリスクとなっているか述べられている．

6) 津田　徹：非がん性呼吸器疾患の緩和ケアとアドバンス・ケア・プランニング．日内会誌, 107(6)：1049-1055, 2018.

7) 津田　徹，平原佐斗志（編）：非がん性呼吸器疾患の緩和ケア，南山堂，2017.

8) Ma RC, et al：Effectiveness of cognitive behavioural therapy for chronic obstructive pulmonary disease patients：A systematic review and meta-analysis. *Complement Ther Clin Pract*,

38：10107, 2020.
Summary COPDに対する行動療法，この領域は，これから臨床心理師，公認心理士の存在価値となるであろう．

9) 日本呼吸器学会COPDガイドライン第4版作成委員会（編）：COPD（慢性閉塞性肺疾患）診断と治療のためのガイドライン，第4版，メディカルレビュー社，2013.

10) 植木　純ほか：呼吸リハビリテーションに関するステートメント，日呼吸ケアリハ会誌, 27(2)：95-114, 2018.

11) 金田瑠美ほか：COPD患者の最終末期までの軌跡〜ADL, QOL, 精神心理状態の結果から〜．第28回日本呼吸ケア・リハビリテーション学会学術総会誌, 28(Suppl)：2018.

12) Siemieniuk RAC, et al：Oxygen therapy for acutely ill medical patients：a clinical practice guideline. *BMJ*, 363：k4169, 2018.
Summary 酸素療法のガイドライン．

13) Abernethy AP, et al：Effect of palliative oxygen versus room air in relief of breathlessness in patients with refractory dyspnoea：a double-blind, randomized controlled trial. *Lancet*, 376：784-793, 2010.
Summary 酸素でなくても，室内気が呼吸困難に効果があるとしたRCT研究．

14) Swan F, et al：Airflow relieves chronic breathlessness in people with advanced disease：An exploratory systematic review and meta-analyses. *Palliat Med*, 33：618-633, 2019.

15) 津田　徹ほか：呼吸不全終末期　緩和医療としての呼吸管理とは？　呼吸器ジャーナル, 67(1)：120-130, 2019.

16) Nava S, et al：End-of-life decision-making in respiratory intermediate care units：a European survey. *Eur Respir J*, 30：156-164, 2007.

17) Maggiore SM, et al：Nasal high-flow versus Venturi mask oxygen therapy after extubation. Effects on oxygenation, comfort, and clinical outcome. *Am J Respir Crit Care Med*, 190：282-288, 2014.
Summary ナーザルハイフローの総説．

18) Nagata K, et al：Domiciliary High-Flow Nasal Cannula Oxygen Therapy for Patients with Stable Hypercapnic Chronic Obstructive Pulmonary Disease. A Multicenter Randomized Crossover Trial. *Ann Am Thorac Soc*, 15：432-439, 2018.
Summary COPDで高炭酸ガス血症がある患者に対するナーザルハイフローの効果，日本からの報告．

MB Med Reha **No.257**：63−69, 2021

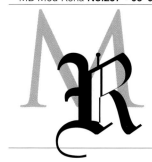

特集／リハビリテーション診療の現場で悩む呼吸トラブル対策

Ⅴ. 終末期
終末期における呼吸リハビリテーションの実際

北川知佳*

Abstract 終末期における呼吸リハビリテーションは，通常の医療の延長上にシームレスな介入として実施されるべきである．終末期は呼吸困難などの呼吸器症状だけでなく，疲労感，るいそう，睡眠障害，恐怖感，うつ状態，ADL 低下，経済的負担，せん妄状態，疼痛など様々な症状をきたし，QOL が低下する．終末期における呼吸リハビリテーションの目的は，呼吸器症状の緩和，その他の苦痛の軽減と，廃用症候群の改善と予防が挙げられ，症状をいかに緩和させ，できるだけ可能な ADL を維持させること，心地良い生活を維持していくことを目指す．終末期ではコンディショニングを中心に，ADL 動作を考慮した運動療法，ADL トレーニングなどを行う．また自立を促し QOL を保つために，呼吸困難や低酸素血症，不快感をできるだけ増悪させないような環境設定も重要である．

Key words 終末期(end of life)，呼吸リハビリテーション(pulmonary rehabilitation)，コンディショニング(conditioning)ADL トレーニング(ADL training)，環境調整(environment control)

終末期における呼吸リハビリテーションとは

呼吸リハビリテーションに関するステートメント[1]において，「終末期の呼吸リハビリテーションは，通常の医療の延長上にシームレスな介入として実施されるべきであり，そのためには終末期のあり方を患者の意思として事前に確認しておくことが重要である．」とし，また，「終末期の呼吸リハビリテーションは，トータルペインや呼吸困難，咳嗽の軽減に加えて，廃用，拘縮や褥瘡などの予防を目的に実施する．重症例ではコンディショニングが主体となるが，呼吸練習やリラクセーション，ポジショニングなどは予後の改善効果も含めた有用性が示唆されている．低強度の運動療法が有用となる場合もある．」と示されている．

終末期における呼吸器疾患に対する治療は，薬物療法，酸素療法などの標準的な治療で病態を安定させることに加え，増悪を防止しながら身体機能を維持・向上させるためコンディショニングを中心とした理学療法，運動療法などを行っていく．Uronis ら[2]は，COPD（慢性閉塞性肺疾患）の終末期の呼吸困難に対する緩和治療は，できるだけ早期から実施すべきで，非薬物療法として呼吸リハビリテーションや呼吸法などの効果を認めている．日本呼吸器学会のCOPD診断と治療のためのガイドライン[3]においても，呼吸リハビリテーションの導入は薬物療法導入時と同時期，できるだけ早期から行うべきとしている．つまり終末期の呼吸ケアは，いきなり終末期に始まるわけではなく，通常のチーム医療の延長上にシームレスな形としてされるべきであり，できれば GOLD (Global Initiative for Chronic Obstructive Lung Disease)のステージⅢまで（在宅酸素療法導入前まで）には呼吸リハビリテーションを導入し，呼吸法，息切れがしない動作の工夫，呼吸困難への対処法などを体得しておくことが望まれる[4]．

* Chika KITAGAWA，〒 854-0063 長崎県諫早市貝津町 1694　長崎呼吸器リハビリクリニック

終末期における問題と
呼吸リハビリテーションの目標

1．終末期における問題

- 慢性呼吸器疾患は COPD や間質性肺疾患，非結核性抗酸菌症など様々で，終末期を迎えるスピードも急速な場合や比較的緩やかな場合もあるなど，それぞれの疾患の特徴や経過に合わせた対応が必要になる．
- 呼吸障害は終末期になると呼吸困難，咳，痰，喘鳴などの呼吸器症状だけでなく，疲労感，るいそう，睡眠障害，恐怖感，うつ状態，ADL 低下，経済的負担，せん妄状態，疼痛など様々な症状をきたし，QOL が低下する．
- がん，AIDS，心疾患，COPD，腎不全の症状についての比較では，疼痛と倦怠感はこれら 5 疾患で共通して高い頻度で認められたが，呼吸困難は COPD，心不全で強く，とりわけ COPD では顕著であることが報告されている[5]．
- 呼吸困難による不安や恐れ，不眠，うつなど心因的要素が生じ，呼吸困難が生じることへの不安から，より呼吸困難が増悪することもある．
- 終末期は呼吸困難の緩和に加えて，咳や痰などの症状や，食欲不振への対応，不安やうつ，不眠など精神症状への配慮が必要になる．

2．終末期における呼吸リハビリテーションの目標と対応

- 終末期における呼吸リハビリテーションの目的は，呼吸困難，咳嗽，喀痰などの呼吸器症状の緩和，その他の苦痛の軽減と，身体的特徴としてサルコペニアやフレイルの状態を伴うことが多いため廃用症候群の改善と予防が挙げられる．
- 症状をいかに緩和させ，できるだけ可能な ADL を維持させること，心地良い生活を維持していくことを目指す．
- 運動療法の目的は呼吸困難の軽減と運動耐容能の増大，QOL の改善であるが，終末期では食事や排泄，更衣，整容など基本的な ADL の維持と遂行に必要な身体機能を保つことが重要である．

- "ご飯を自分で食べる"，"トイレへ自分で行く"，"ポータブルトイレから居室のトイレへ行く" など具体的な目標を立てると運動にも意欲が出やすい．
- 呼吸困難のコントロールや楽な姿勢を保つための環境調整，特に在宅では自宅の環境に合わせた動作指導や福祉用具の選択が必要である．
- 終末期では，身体機能や ADL が強く制限されるだけでなく精神面も著しく低下するため，患者個人の生き方を尊重し，できるだけ楽に限られた日常生活活動を過ごせるよう患者自身や家族と相談しながら，目的をチームで共有し，家族を含め支援していく．

呼吸リハビリテーションの実際と
終末期における工夫

1．体調観察

終末期では症状も様々で，病態も不安定であることが多いため，呼吸リハビリテーションを行うにあたっての体調観察は重要である．呼吸困難や低酸素血症，咳や痰の増悪など呼吸器症状だけでなく，心不全症状や精神症状，栄養状態など注意深く観察する．

急性増悪は呼吸器症状だけでなく他の症状から現われる場合もあるので，食欲・食事量，睡眠状態などのチェックも必要である．尿量・尿の回数の変化や便秘なども息切れの増悪の症状に随伴してくる場合もあるので注意する．運動療法を始める前には，問診と同時に視診，触診，打診，聴診のフィジカルアセスメントにて普段の状態を詳細に観察する．普段の状態と変化がないかの観察が増悪の早期発見につながる．終末期は，わずかな変化の観察が重要であり，努力呼吸や息切れ，低酸素血症の状態は安静時だけでなく動作時も必ず確認する．

2．コンディショニング

運動療法を効率的に行うために，呼吸や身体の状態を整え，運動へのアドヒアランスを高める介入である．慢性呼吸器疾患では胸郭を含む全身の

筋肉や関節の柔軟性の低下，筋力低下を伴う身体機能の失調・低下をきたし，運動療法，動作の効率が低下する．特に終末期はそれらの症状が強いため，コンディショニングは時間をかけて実施する．またコンディショニングは身体的介入だけでなく，動作や運動に対する不安感の解消，モチベーションやアドヒアランスの向上を目的とした心理面への介入にも効果がある[6]．

1）呼吸コントロール

- 呼吸パターンを意識的に変化させることで呼吸仕事量の軽減を行う方法で，口すぼめ呼吸や腹式（横隔膜）呼吸が挙げられる．
- 動作時の呼吸調整と呼吸困難が生じたときの速やかな回復を目的とする．
- 終末期になると呼吸法による呼吸パターンの調整が困難であることが少なくないため，呼吸法にて呼吸困難軽減に効果がないと判断できる場合や，実施することで努力呼吸や奇異呼吸が認められる場合にはリラックスした姿勢で，息こらえをできるだけしないように，ゆっくりとした呼吸を促す．
- 高度な肺過膨張により横隔膜収縮能力に障害のあるCOPDや，安静時から頻呼吸や咳嗽増加などを認める間質性肺炎では呼吸パターンの調整が難しい．

2）リラクセーション

呼吸努力の軽減をはかる手技で，以下のようなものが含まれる．

- 安楽体位：呼吸筋を中心とした全身の筋群の緊張の軽減を促すため，側臥位や上肢で体幹を支持したり，壁などにもたれかかる前傾座位あるいは立位姿勢などが多用される[6]．
- 呼吸補助筋のマッサージ・ストレッチ
- 徒手的呼吸介助（後述する）

3）胸郭可動域練習・ストレッチによる柔軟性トレーニング

呼吸器疾患患者は胸郭だけでなく頚部や体幹の可動性が低下し，筋痛を訴える患者も少なくない．重症であるほど柔軟性は低下しており，徒手的に呼吸介助手技や胸郭のストレッチ，マッサージを行うことで呼吸が楽になり，運動や動作がスムーズになることも経験する．特に終末期の場合は，これらの症状が強いため喜ばれる．

4）呼吸介助法

- 呼吸介助とは，「徒手的に胸郭運動を他動的に解除することで，患者の胸郭を生理的な運動方向に合わせて圧迫し，次の吸気時には圧迫を解放することを繰り返すもの」と定義されている[7]．
- 仰臥位や側臥位など患者が楽な，様々な姿勢で呼吸介助を行うことで，呼吸困難感や低酸素血症からの回復時間を短縮させることもできる（図1）．
- 動作前に行うことで呼吸困難などの症状が軽減され，動作がスムーズに可能になることや，動作時の呼吸困難の回復が早いことも経験する．
- 頻呼吸で毎回の呼吸に合わせることが困難な場合は，2～3呼吸に1回の介助から始め，呼吸回数が減少したら徐々に毎回の呼吸に合わせて介助する．
- 呼吸困難は不安感を引き起こし，さらに呼吸困難を増悪することもあるが，呼吸介助法は徒手的に行うことで患者の安心感を得られやすい．
- マッサージなどでリラックスさせながら呼吸介助を行うこともある．
- 呼吸介助は侵襲が少なく愛護的に行うため，家族やケアにかかわる看護師などに指導する．

5）排痰法

詳細は他稿に譲るが，終末期は排痰が困難で，排痰に多大な労力を費やし日常生活活動や運動療法実施の妨げとなることや，分泌物の貯留が呼吸困難の原因となっていることもある．できるだけ楽に喀痰ができるよう呼吸介助法や咳嗽介助，強制呼出手技（huffing）など患者の能力に合わせ適切な排痰ケアにて支援する．

3．運動療法

呼吸困難や低酸素血症に対する対策を考慮し，患者の重症度，年齢など個々の病態からオーダーメイドに対応する．終末期は症状が強く，運動に

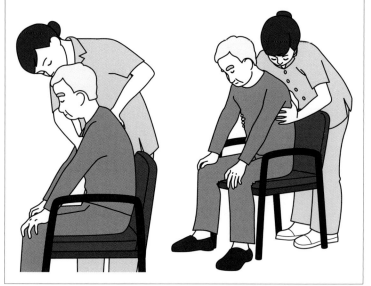

図 1.
座位での呼吸介助法
（文献 6 を参考に作成）

表 1.
終末期における運動療法でのポイント

- コンディショニングを用いながらプログラムを工夫する
- 運動時は呼吸と動作を合わせること（ペーシング）を意識して，息こらえをしないようにする
- 息を吐きながら足を上げるなど，呼気に合わせて動作を促す
- 負荷量は低強度 "ややきつい〜きつい" レベルでの運動から行う
- 症状が強い場合は休憩を入れながらインターバルで行う
- 休憩のとり方も工夫する（後述パニックコントロールを参考）
- 酸素療法を導入している場合は動作時の酸素流量を検討する
- 呼吸困難時に呼吸介助法を用いると回復が早く，患者の不安感が軽減し安心感が得られる
- 楽に運動が行えるような環境を設定する
- 食事量が保たれているか栄養状態の確認も必要である

対する不安感もあるため，症状を注意深く観察しながら，低負荷から行うなどプログラムを工夫する．実際の ADL 動作に合わせた内容での筋力トレーニングや呼吸調整は，ADL 動作がスムーズにできるようになり，その動作による呼吸困難にも慣れて ADL 動作も向上するため，運動に対する意欲や継続性も高まる（表1）．

1）柔軟性トレーニング

- 動作をスムーズに遂行するためには四肢や体幹の可動性を保つことは重要である．
- 他動的に行うことはもちろん，体操など可能な範囲で自身で行えるトレーニングも指導できると良い．

2）全身持久力トレーニング

- 全身持久力の向上は，日常生活活動の底上げに重要である．
- 移動を目的とした歩行トレーニングを中心に進めるが，ADL に即した起立練習や足踏みなど

も行いやすい．

- 歩行や立位でのトレーニングでは，手すりや歩行器などを用いることで上肢が固定され呼吸がしやすくなる．

3）筋力トレーニング

- 呼吸困難が生じる ADL 動作は行っていないことが多く，その動作で使う筋力・持久力が低下し，できない動作がますます困難になっていることがある．
- ADL 動作は下肢筋だけでなく上肢筋や体幹筋の役割も重要であるため，上肢筋や体幹筋の筋力トレーニングも取り入れる．
- 目的とする筋力のトレーニングが楽にできるようにトレーニング中の姿勢を工夫する（図2）．

4．ADL トレーニング

1）目 的

呼吸困難による ADL 低下は，生命の危機を感じさせやすく，生きる意欲を奪い，QOL 低下の重

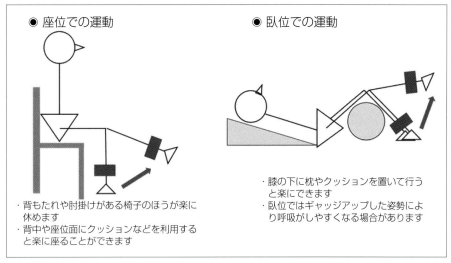

● 座位での運動　　　　　　　　　　● 臥位での運動

・背もたれや肘掛けがある椅子のほうが楽に休めます
・背中や座位面にクッションなどを利用すると楽に座ることができます

・膝の下に枕やクッションを置いて行うと楽にできます
・臥位ではギャッジアップした姿勢により呼吸がしやすくなる場合があります

図 2．できるだけ楽に下肢の運動ができるような姿勢や道具の工夫

表 2.
ADL での呼吸調整のポイント

- 息苦しくなりやすい動作の前に呼吸を整える
- 呼気と息苦しさが生じる動作の開始を合わせ，"息を止めないように"呼吸を意識する（例えば息を吐きながら立ち上がるなど）
- 動作は呼吸に合わせてゆっくりと行う
- 連続する動きの中では動作の区切りには一旦休止して，呼吸を調整する
- 息苦しさを感じたら無理せず途中で休憩を入れ，呼吸を整える
- 深い前傾姿勢や重心移動の大きな動作，複合運動，上肢の挙上を伴う動作では特に呼吸困難を生じやすいので注意する

要な因子ともなる．終末期では食事や排泄など基礎的な ADL が問題になるため，それらを最期までできるだけ維持することは QOL 維持の目的でも重要である．

2）評 価

ADL における呼吸困難の状態を把握する．ADL 評価表[6]などを用いることもあるが，朝起きてから夜寝るまでの動作での呼吸困難の状況を Borg スケールにて，また実際に行える場合はオキシメータを用いて低酸素血症も評価する．いつ，どのようなときに，どのような動作方法・姿勢・環境で，どの程度の呼吸困難や低酸素血症があるかなどを詳細に評価することで，症状が強くなる動作やその動作方法，スピード，呼吸困難の強さと症状の回復時間など ADL での問題点を知り，呼吸法や動作法，筋力，筋持久力，環境などに対する対策が具体的に検討できる．

3）方 法

a）ADL トレーニングでの基本的事項（表 2）

- ADL トレーニングは患者自身が呼吸困難をい

かにコントロールできるかが重要であり，患者自身が呼吸困難を起こす動作を認識することも必要になる．

- 起居・移動動作のトレーニングや ADL で使用する部位の筋力，柔軟性のトレーニング，持久力トレーニングに加え，具体的な動作方法の工夫と獲得，ADL 遂行のための道具や生活環境の改善が必要である．

b）ADL トレーニングの実際

呼吸法や動作法，柔軟性，筋力，筋持久力，環境などどこに問題があるかを検討し，それぞれに対処法を考える．また起居動作が困難な状況では，活動レベルに応じた基本動作のトレーニングが必要で，その段階に合わせた筋力・持久力トレーニングを検討する．具体的な ADL トレーニングの詳細については他書[6]に譲るが，患者個々の動作方法や環境に合わせ，細やかな指導が望まれる．

歩行や立ち上がり動作時に，息こらえをせずに呼吸に合わせて動作を行うなど基本動作での指導

に加え，例えばシャワーのかかりはじめに無意識に息を止めていることで，それが入浴時の息切れにつながっているなど応用的なADL動作での呼吸法の指導も行う．また特に呼吸困難が強い患者では，早くその動作を終わらせて休もうとする場面も多くみられる．長年の行動習慣を変えることは難しいが，繰り返しのアドバイスにより行動変容を促し，安楽なADL動作を細やかに指導していくことで安心感も得られる．ADL動作で呼吸調整を行い，それでも呼吸困難が強いときには後述する動作環境の調整などが必要である．また酸素療法を行っている患者は，その動作に適切な酸素流量かどうかを呼吸困難と低酸素血症を評価し，医師と検討することも忘れてはならない．

5．パニックコントロール

呼吸困難の発生時に呼吸法で速やかな回復を試みることである．以下にポイントを示す．

- 姿勢は患者個々で異なるが，座位または体幹を上肢で支持する前傾姿勢など，落ち着いて呼吸困難が軽減するような姿勢をとり，呼吸を整える．
- 呼吸困難時は吸気を意識してしまうことが多いため，落ち着いてゆっくりとした呼吸へと調整する．
- 浅く速くなった呼吸パターンに対して，呼気を意識させ口すぼめ呼吸を行うが，それによって徐々に呼気時間の延長と呼気量の増加をはかり，吸気では呼吸運動の強調部位を特定せずに努力しないで自然に吸い込むことを経験させる．
- 呼出量が増大できれば吸気量が増え，吸気努力を軽減させることができる．
- 特にCOPDでは落ち着いてゆっくりと呼気を延長させることで，動的過膨張の軽減をはかるが，慣れるまでは呼吸介助と併用して行うと効果的である．
- 家族の協力が得られる場合は，呼吸介助法（**図1**）を家族，介護者に指導する．
- 酸素療法を行っている場合は，酸素量の検討も行う．

6．動作環境の調整

自立を促しQOLを保つために，呼吸困難や低酸素血症，不快感をできるだけ増悪させないような環境設定を行う．

1）楽な姿勢，楽に過ごせる環境のための福祉用具の選定とその位置の検討

a）快適に眠れる，楽に臥位がとれる姿勢
- ベッドの利用・種類，ベッドマットやクッション，枕の工夫
- ギャッジアップ臥位や膝下に枕を置く．
- 楽に起き上がれるようなベッド柵の検討

b）座ってできることが増えるように楽な姿勢で座る
- クッションの工夫
- 背もたれ椅子，肘掛け付きの椅子

c）目的の場所（例えばトイレ，浴室，玄関）まで歩いて行ける
- 玄関や洗面所だけでなく，各場所に椅子を置き，休める場所を作る．
- 手すりの設置や歩行器を利用して歩行しやすくする．

d）楽に食事ができると食事量も増える
- 背もたれ椅子，肘掛け付き椅子など，椅子の種類の検討
- テーブルの高さ
- 食べやすい食事形態

e）排泄動作を楽にする
- 手すりの設置
- 便器に肘掛けの手すりを設置する．

f）入浴動作を楽にする
- 手すりの設置や入浴補助具の利用
- シャワーチェアーの種類を検討

2）楽に動けるための動作要領を環境を含めて検討

a）無駄な動作を省き，動作を単純化する
- 上着をかぶりものの服から前開きの服にする．
- 履きやすい靴に変える．
- 整理整頓をする．

b）動作の方法を息切れが生じない方法に変える

- 前屈み動作は腹部を圧迫し，息切れが生じやすいので，前屈み動作を避けるため椅子などを利用する．
- よく使うものは低い場所や取りやすい場所に置く．
- 自助具などを検討する．

3）酸素療法

在宅酸素療法は機器メーカーによりメリット・デメリットが異なる．患者個々の病状，酸素流量，管理能力，環境，活動範囲を考慮して検討することで行動範囲が広がることも経験する．在宅酸素機器の管理に関しての不安は多く聞かれるため，患者，家族に十分な管理方法の指導も重要である．

- 携帯用酸素ボンベの選択：酸素流量，重さ，行動範囲
- 濃縮器の選択：液体酸素，設置型・半可搬型・可搬型
- 携帯用酸素の運搬方法：引くタイプ，ショルダー，歩行器型，リュックなど

4）社会資源，人的資源の活用

呼吸困難に対する恐怖感からその動作を行っていないことも多いので，本当にその動作ができないのか，できるのに不安・恐怖感のため行っていないのか評価し，できないのであれば家族や，訪問看護，訪問介護などの人的援助も必要である．介護の状態に応じて，介護保険の申請や福祉用具などを使用した介護方法を検討して介護者へ指導する．

まとめ

呼吸不全患者に対する呼吸リハビリテーションは終末期までのかかわりが必要で，呼吸不全患者の緩和ケアの目的も苦痛や呼吸困難など呼吸器症状の緩和だけでなく，廃用・拘縮や褥瘡の発症を予防すること，経口摂取を助けることが挙げられ，最期の瞬間までその人の生き方を尊重し，その人がその人らしく過ごすことができるように支援する．患者の社会的な役割を取り戻す，呼吸困難の恐怖感，不安，怒り，悲しみ，落ち込み，孤独感など精神的な苦痛を和らげるといった効果も期待できる．さらに患者の身体に手を当てて，呼吸介助法や排痰のサポートをすることが，身体的・心理的な面での苦痛を和らげることも期待される．患者の要望に合わせて，最期までできるだけ食事，排泄などの基本的な ADL を維持し，希望を忘れずに介入することも忘れてはならない．

文献

1) 植木　純ほか：呼吸リハビリテーションに関するステートメント．日呼吸ケアリハ会誌，27(2)：95-114，2018．

2) Uronis HE, et al：Palliative management of refractory dyspnea in COPD. *Intern J COPD*, 1(3)：289-304, 2006.

3) 日本呼吸器学会COPDガイドライン第4版作成委員会(編)：COPD(慢性閉塞性肺疾患)診断と治療のためのガイドライン，第4版，メディカルレビュー社，2013．

4) 津田　徹，平原佐斗司(編)：非がん性呼吸器疾患の緩和ケア，南山堂，2017．

5) Solano JP, et al：Comparison of Symptom Prevalence in Far Advanced Cancer, AIDS, Heart Disease, Chronic Obstructive Pulmonary Disease and Renal Disease. *J Pain Symptom Manage*, 31(1)：58-69, 2006.

6) 日本呼吸ケア・リハビリテーション学会　呼吸リハビリテーション委員会ワーキンググループほか(編)：呼吸リハビリテーションマニュアル―運動療法―，第2版，照林社，2012．

7) 千住秀明ほか(監)：呼吸理学療法標準手技，医学書院，2008．

新刊

\小児の/
睡眠呼吸障害
マニュアル 第2版

編集　宮崎総一郎（中部大学生命健康科学研究所特任教授）
　　　千葉伸太郎（太田総合病院附属睡眠科学センター所長）
　　　中田　誠一（藤田医科大学耳鼻咽喉科・睡眠呼吸学講座教授）

2020年10月発行　B5判　334頁　定価（本体価格7,200円＋税）

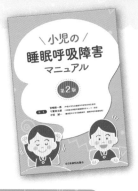

2012年に刊行し、大好評のロングセラーがグレードアップして登場！

睡眠の専門医はもちろんのこと、それ以外の医師、
研修医や看護師、睡眠検査技師、保健師など、
幅広い医療従事者へ向けた「すぐに役立つ知識」が満載。
最新の研究成果と知見を盛り込んだ、
まさに決定版といえる一冊です！

CONTENTS

Ⅰ　はじめに
小児の睡眠／小児の睡眠健康指導（乳幼児から6歳まで）
Ⅱ　小児の閉塞性睡眠呼吸障害のoverview
耳鼻咽喉科の立場から／小児科の立場から
Ⅲ　小児睡眠呼吸障害の病態
小児の気道閉塞性／乳幼児睡眠と呼吸循環調節からみた乳幼児突然死症候群（sudden infant death syndrome：SIDS）／小児睡眠呼吸障害と成長／小児睡眠呼吸障害と循環器系，夜尿，胸部変形の影響／小児睡眠呼吸障害と顎顔面発達／小児睡眠呼吸障害の季節性変動／姿勢と睡眠呼吸障害／小児睡眠呼吸障害の影響（認知機能・発達の問題）
Ⅳ　鼻と睡眠呼吸障害
鼻と睡眠呼吸障害／鼻と通気性／小児睡眠呼吸障害とアレルギー性鼻炎／鼻呼吸障害の顎顔面への影響
Ⅴ　小児睡眠呼吸障害の疫学
Ⅵ　小児睡眠呼吸障害の診断
診断基準／質問紙（OSA-18）／問診／鼻咽頭の診察／ビデオ／画像診断①―単純X線―／画像診断②―CTの有用性―／酸素飽和度モニター／睡眠ポリグラフィ（polysomnography：PSG）検査
Ⅶ　手術治療
アデノイド切除・口蓋扁桃摘出術の手術適応（年齢も含めて）／アデノイド切除・口蓋扁桃摘出術／麻酔管理／鼻手術／1～3歳の口蓋扁桃摘出術（免疫機能も含めて）／手術困難例／顎顔面手術（奇形，上顎骨急速拡大（RME）を含む）

Ⅷ　保存治療
n-CPAP療法／内服治療／点鼻／補完的治療法としての口腔筋機能療法（Myofunctional therapy：MFT）の可能性
Ⅸ　周辺疾患
中枢性睡眠時無呼吸症候群／先天性疾患と睡眠呼吸障害／肥満と睡眠呼吸障害／軟骨無形成症児の睡眠呼吸障害／ダウン症候群と睡眠呼吸障害（舌下神経刺激も含む）／プライダー・ウィリー症候群／神経筋疾患と睡眠呼吸障害／重症心身障害児（者）と睡眠呼吸障害
Ⅹ　睡眠呼吸関連の略語，用語解説

Column
眠る前の環境を整えて，子どもの睡眠改善／子どもの睡眠不足症候群／子どものいびき相談／漏斗胸は睡眠時無呼吸症候群が原因？／中学生の夜尿症と睡眠時無呼吸症候群／睡眠時無呼吸症候群は遺伝するか？／夜驚症について／肺性心の例（私の忘れられない小児SASの出発点）／鼻茸による重症の睡眠時無呼吸症例／眠れない母親と空気清浄機／局所麻酔の口蓋扁桃摘出術／忘れられない子どもの例／手術直後にヒヤリとした一例／いびきがないとものたりない？／双子のOSA／忘れ得ぬ症例　ムコ多糖症の睡眠呼吸障害／食べられない子どもとSDB／OSA児鎮静の恐怖／保存療法が著効した乳児重症睡眠呼吸障害患者の母親からの手記

全日本病院出版会　〒113-0033 東京都文京区本郷3-16-4　Tel：03-5689-5989
www.zenniti.com　Fax：03-5689-8030

MB Med Reha **No.257**：71-76, 2021

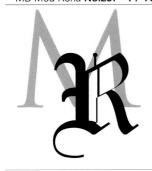

特集／リハビリテーション診療の現場で悩む呼吸トラブル対策

Ⅵ．在宅慢性小児呼吸ケア
小児呼吸器疾患と在宅呼吸ケア

緒方健一*1　中嶋晴美*2　成瀬　琴*3　尾石久美子*4
谷川章太郎*5　上田恵理奈*6　山野理恵*7

Abstract　在宅酸素吸入療法(home oxygen therapy；HOT)や在宅人工呼吸療法(home mechanical ventilation；HMV)では，日常の生活で常に医療ケアを必要としている．特に神経・筋疾患児では，気道分泌物が喀出できないと急激に呼吸状態が悪化する．その際は，気道クリアランス法なしでは対応が困難である．在宅環境だけでなく，教育現場や入院先でも安心して過ごすためには，どこでも気道クリアランス法が可能な環境整備が今後必要と考える．

Key words　在宅人工呼吸療法(home mechanical ventilation；HMV), 気道クリアランス(airway clearance), 呼吸リハビリテーション(respiratory rehabilitation)

子どもの呼吸の特徴

1．上気道

小児において上気道(鼻孔から喉頭)の特徴は，舌が大きく喉頭蓋が軟らかいなど気道狭窄をきたしやすいことである．

2．下気道

下気道(喉頭以下)では，細い気管支は気管粘膜の浮腫や平滑筋の攣縮で，気道狭窄を起こしやすい．

したがって，上気道・下気道ともに感染症などのストレスが加わると，気道抵抗が急激に増加する．

3．胸郭

軟らかく水平位な肋骨と脆弱な呼吸筋が特徴で

ある．換気量を増やすには，1回換気量を増やすよりも呼吸回数を増やすことで対応する傾向にある．気道抵抗の増加により呼吸仕事量が増えると，筋線維が少ない小児の横隔膜は疲労し，呼吸停止を起こしやすい(乳児のRSV感染症による呼吸停止など)．また，側副換気路が未発達なので，無気肺が起こると解消されにくい．

4．呼吸中枢

睡眠時の呼吸では，REM睡眠期が成人に比べ長いので，低酸素や二酸化炭素蓄積に対して中枢の反応が鈍い．したがって睡眠時の呼吸は，成人に比べ不安定となりやすい．抗けいれん薬を使用していたりするとさらに反応は悪化する(**図1**)．日中よりも，夜間に呼吸状態が悪化しやすい特徴がある．

*1 Kenichi OGATA，〒861-5514　熊本県熊本市北区飛田3-9-20　おがた小児科・内科，理事長
*2 Harumi NAKAJIMA，同，理学療法士
*3 Koto NARUSE，同，理学療法士
*4 Kumiko OISHI，同，理学療法士
*5 Syotaro TANIGAWA，同，作業療法士
*6 Erina UEDA，同，理学療法士
*7 Rie YAMANO，同，作業療法士

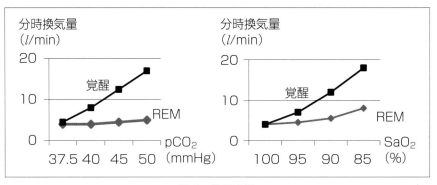

図 1. 換気応答　　　　　　　　　　　　　　　a｜b

a：pCO$_2$（二酸化炭素分圧）：覚醒時は，血中の二酸化炭素分圧が上がると換気刺
　激となり，呼吸数や換気量が増える．しかし，REM 睡眠期では，換気応答が低
　下する．
b：SaO$_2$（動脈血酸素飽和度）：低酸素刺激でも同様である．
上気道筋＞肋間筋＞横隔膜の順で睡眠による活動低下の影響がある．小児は成人
に比べ，REM 睡眠が長いため，呼吸への影響が大きい．
図は健常児であるが，覚醒時と比べ REM 睡眠時に換気応答が低下していることが
わかる．

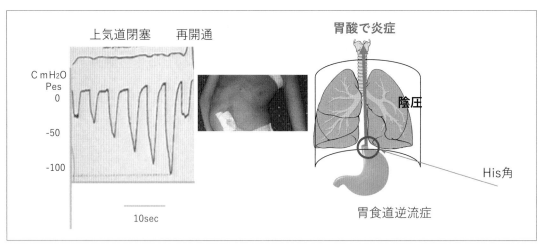

図 2. 胸腔内陰圧→胸郭変形・胃食道逆流症の発生　　　　　　a｜b｜c

a：胸腔内陰圧．－100～－50 cmH$_2$O にも及んでいる
b：胸郭が変形している．喉頭軟化症は0～1歳，閉塞性睡眠時無呼吸は2～6歳が好発年齢であり，肋
　骨の骨化は20歳前後に完了するため，それまではさらに胸郭変形は進むと考えられる．
c：胸腔内が陰圧に加えて，側弯による His 角が維持できていないと胃からの逆流が増える．

表 1. 当院の訪問呼吸リハビリテーション
　　　患児（者）

疾　　患		医療的ケア	
神経・筋疾患	20	気管切開	24
脳性まひ	10	侵襲的陽圧換気	19
染色体異常	5	非侵襲的陽圧換気	9
脊髄損傷	2	胃瘻	28
計	37名	腎瘻	1

5．障がい児の呼吸

　障がい児は，小顎症や喉頭軟化症などがあると
狭窄症状はさらに悪化する．**図2**は，睡眠時の上
気道閉鎖により胸腔内が強い陰圧（－100～－50
cmH$_2$O）になることを示している．胸腔内の強い
陰圧は，軟らかい胸郭を変形させたり胃食道逆流
症を起こすことが知られている．逆流した胃酸の
流入や誤嚥により浸出性中耳炎や上気道炎，誤嚥
性肺炎を繰り返す．特に，側弯などにより His 角

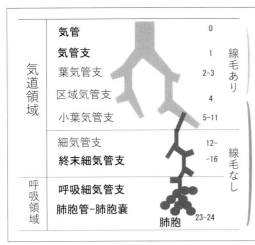

気道領域	気管		0	線毛あり
	気管支		1	
	葉気管支		2-3	
	区域気管支		4	
	小葉気管支		5-11	
	細気管支		12-	線毛なし
	終末細気管支		-16	
呼吸領域	呼吸細気管支			
	肺胞管-肺胞嚢	肺胞	23-24	

・胸郭圧迫法による咳介助
・気管圧迫法/咳嗽誘発法
・カフアシスト

中枢気道から口腔への痰の移動

・体位ドレナージ
・スクイージング
・呼吸介助
・バイブレーション
・IPV(肺内パーカッション換気法)
・バッグによる加圧換気
・吸入療法、加湿療法
など

末梢からの痰の移動

図 3. 気道クリアランス手技
当院の気道クリアランスの方法として中枢気道から口腔への痰の移動は
咳介助やカフアシストなどで排痰を行い, 末梢からの痰の移動では体位
ドレナージ, 呼吸介助, IPV などを行っている.

(食道と胃壁が作る角度)が維持できないと, 胃からの逆流が増える.

非侵襲的陽圧呼吸で, 胸腹部のシーソー呼吸が改善し過剰な陰圧が胸腔内にかからないようにする必要がある. 肋骨の骨化は20歳前後に完了するので, それまでは胸郭の変形は進むと考えられる[1].

訪問呼吸リハビリテーションの実際

当院の小児在宅医療患児(者)は, 訪問診療 14名, 訪問リハビリテーション 37名である(**表1**)[2]. 疾患は, 神経・筋疾患が最も多く, 準超重症児以上の児がほとんどである. 訪問リハビリテーションでは, 関節可動域訓練など身体調整や補装具の作製, ポジショニングに加え, 呼吸リハビリテーションを行っている. その際, 機械的排痰補助(mechanical insufflation-exsufflation；MI-E)を中枢気道からの排痰や胸郭コンプライアンス維持に用いている. 一方, 肺内パーカッションベンチレータ(intrapulmonary percussive ventilation；IPV)を末梢気道からの痰の移動や無気肺予防に用いた気道クリアランス法を行う(**図3**)[3].

当院訪問リハビリテーション利用者の31名がMI-Eを, 2名がIPVを自宅でレンタルしている. 訪問リハビリテーションスタッフも訪問車にMI-EとIPVを装備している. 他に, パルスオキシメーターや呼気終末 CO_2 モニター, ライトメーター, 必要時は経皮 CO_2 モニターや気道湿度モニターを持参する.

訪問呼吸リハビリテーションの問題点

当院の在宅患児(者)の8割が, 自宅でMI-Eを利用している. しかし, 下気道感染症や無気肺ではIPVの使用頻度が増加する. 定期訪問リハビリテーションの他に, 呼吸状態悪化時の緊急気道クリアランス法訪問がある. 特に, 非侵襲的人工呼吸管理をしている神経・筋疾患例では, 痰が気道に詰まっても咳で出せないので, 緊急を要することがある. 改善がみられない場合は, 入院を考える.

しかし, 肺炎で入院しても, 入院先では医療スタッフが排痰補助装置を未経験で使用できないことがある. そこで, 熊本県でPICU(子どもの集中治療室)を有する熊本赤十字病院小児科と長年協議した結果, 気道クリアランスを当院から出務して行うシステムができた. 病院からの依頼で, 当院呼吸リハビリテーションスタッフを派遣し気道クリアランス法を行う. 当院と病院スタッフ間での相互理解を深めるため, 毎年4月に気道クリアランス講習会を行っている[2]. 現在, コロナ感染症流行後よりシステムは停止している(2020年11月現在).

表 2. DOPE

Displacement	位置異常	（気管カニューレや呼吸回路の脱落　破損）
Obstruction	閉塞	（胸郭動き，吸引カテーテル挿入できるか確認）
Pneumothorax	気胸	（緊張性気胸など胸郭運動左右差，頚静脈怒張，皮下気腫）
Equipment failure	機械故障	（連絡）

人工呼吸器トラブルがあった際に確認する点を，頭文字を取って「DOPE」としている。
頻度が高いのは，①ウォータートラップ閉め忘れ，②回路破損，③圧モニターチューブ閉塞で，回路によるものが多い。

1．訪問呼吸リハビリテーションでの問題

ここからは実際にあった症例をもとに，訪問リハビリテーションにおける対応を紹介する。

【症例1】 初めての訪問で，酸素飽和度が低下＋人工呼吸器のアラームが鳴りやまない。

呼吸リハビリテーションスタッフは，蘇生バッグで換気を維持し，原因を調べた。すぐに酸素飽和度が正常化した。携帯電話をスピーカーモードにして当院へ連絡した。指示により呼吸回路を調べると，ウォータートラップの蓋が閉まっていなかった。DOPE（**表2**）の訓練が役立った。当院で頻度が高い3つは，①ウォータートラップ閉め忘れ，②回路破損，③圧モニターチューブ閉塞であり，人工呼吸器の呼吸回路に関するトラブルが多い[4]。

【症例2】 呼吸抑制の3つのパターン

① 胸郭可動域訓練で，最大排気量までバッグ加圧を数回行った。自発呼吸がなくなった。

② MI-E で排痰を行ったら，自発呼吸しなくなった。

③ IPV を施行後に，自発呼吸が出ない。

最初に経皮 CO_2 モニターなどで過換気になりやすいかどうかチェックし，至適圧や時間をあらかじめ決定しておく。

人工呼吸器を装着できれば安心だが，人工呼吸器がない場合は，バッグ加圧を低換気気味にゆっくり行う。IPV は徐々に圧を下げてウィーニングするなどの注意が必要[4]。特に，意識レベルが低下した症例に多くみられることがある。

【症例3】 第4頚髄損傷，四肢麻痺，慢性呼吸不全，気管切開術後

気道感染では，有効な咳ができず，肺炎での入院を繰り返していた。呼吸リハビリテーションと気道クリアランス目的で紹介され，訪問リハビリテーションを開始した。

SpO_2（酸素飽和度）：100％

脈拍：50～60 bpm 台

血圧：105～120/70～90 mmHg

MI-E：気分が悪くなるので拒否

IPV 設定：イージーモード 25 psi で施行し，聴診で水泡音が認められ排痰後終了。しかし，4分後に息切れ，顔面紅潮，全身倦怠感が出現した。

結果は，圧を変えても症状は出現した。1回の施行時間を3分間と短くすると，この反応はみられなかった（**図4**）。

脊髄損傷では，損傷レベル，損傷程度によって呼吸筋麻痺が起こる。横隔神経支配は第3～5頚髄節にあたるため，第5頚髄節以上の頚髄損傷では，吸気筋（横隔膜，内・外肋間筋の一部など）呼気筋（腹筋群など）の両方に麻痺が起こり，筋力低下によって胸郭の弾性消失，微小無気肺など様々な事象が起こる。また，神経筋疾患・脊髄損傷の気道クリアランス保持のため，MI-E や IPV は有効であるとの報告がある[5]。

図5は，IPV のハード，ニュートラル，イージーモードでの陰圧，陽圧時の気道内圧，胸腔内圧，経肺圧を示している。イージーモード（高頻度）では，経肺圧は最も低くなり胸腔内圧の増加を認めた。しかし，その後プラトーとなりそれ以上の胸腔内圧の増加はなかった[6]。IPV 施行中は胸腔内圧が陽圧になり静脈還流量が減少する。脱水や心不全では血圧が低下しやすいので注意が必要である。MI-E でも吸気圧時間の延長で，同様のことが経験された。

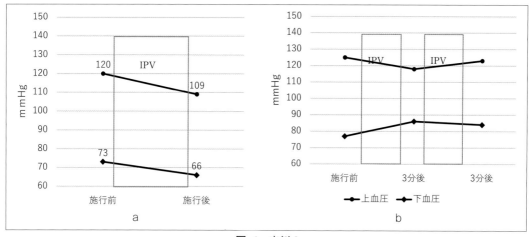

図 4. 症例 3

a：IPV 圧 25 psi で施行し，離脱 4 分後に顔面紅潮，倦怠感，息切れ＋
b：3 分間の短時間を繰り返すと同じ圧でも異常を認めない.

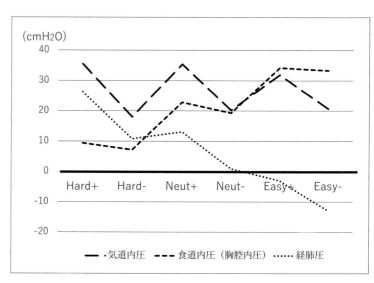

図 5.
IPV と経肺圧
IPV イージーモード（高頻度換気）では，胸腔内圧が上昇しその後一定で上昇していない.
経肺圧（肺ストレス）は低いままであった.
（緒方健一：MI-E を用いた気道クリアランス法. 日本重障誌，43(1)：71-78，2018.）

高位脊髄損傷では，第 1～4 胸椎レベルの交感神経心臓枝が障害され，心臓への静脈還流量が減っても心拍数増加や心拍出量増加による代償が困難なため，血圧の低下が起きやすい.

また高位脊髄損傷では，無知覚領域の侵襲刺激によって，異常高血圧や反射性徐脈などを徴候とする自律神経反射亢進がみられることがある.

対象とする医療ケア児は，個別性が特徴であり個々に呼吸リハビリテーションや気道クリアランス法を考慮する必要がある.

まとめ

医療の発達により救える命が増えた. 一方，高度に医療に依存する児（者）も増加した. 我が国は，乳児死亡率が最も低い国になった. しかし，救った命のケア体制が不十分と，WHO に指摘されている. 特に，長期に人工呼吸管理を必要とする児がこの 10 年間で 10 倍以上増加している. もはや，普通の患者として受診し入院する機会が増えてきている.

この 30 年間，生命維持を目的とする急性期の呼吸管理法を，長期に人工呼吸管理を必要とする児にも用いてきた. また，以前から常識であった「気管切開＝声を失う」はいまだに持続している. 在宅では，気管切開カニューレのカフ圧を調節し，わざとリークさせて歌ったり話したりすることもできる. 現在，呼吸調節機構は 3 つあると提唱されている. ① 脳幹を中枢とした代謝性呼吸管理

（生命維持の呼吸調節）. ② 大脳運動野での随意的調節系（歌う合間の息継ぎなど）. ③ 扁桃体を中枢とした情動性呼吸調節系（呼吸法と情動安定）である[7]. そろそろ, ③ の呼吸を安定させて精神的に安定した生活を送るための工夫が必要である. 発達過程にある小児HMV（在宅人工呼吸療法）では, 急性期の「命を救う呼吸管理」を基にして,「よりよく生きるための呼吸管理法」を考える時期に来ている. そのためには, 気道クリアランス法の普及が必要と考える.

在宅医療での機械的排痰補助装置は, 保険収載され多く利用されている. しかし, 入院施設では保険適用がないので, 使用できない施設が多くある. 咳嗽力が弱い障がい児では, 入院を契機に呼吸状態が悪化してしまう例もある. 在宅や病院施設間での, 切れ目のない気道クリアランス法の確立が必要とされている[8].

文　献

1) 緒方健一ほか：重症心身障害児における呼吸障害と合併症. 小児看護, **34**(5)：1-7, 2011.
Summary 新生児から幼児小児期の特徴的な呼吸障害と長期人工呼吸患児の合併症と呼吸リハビリテーションについて簡単に紹介している.

2) 中島美晴ほか：病院と在宅をつなぐ呼吸理学療法. 日小呼吸学会誌, **31**(1)：31-35, 2020.
Summary 気道クリアランス法について在宅から入院まで切れ目のない新しい支援法を報告.

3) 緒方健一：呼吸管理. 前田浩利（編）, 実践!!小児在宅医療ナビ, pp. 145-168, 南山堂, 2013.
Summary 小児在宅医に必要な知識が網羅されている. 小児在宅医療のバイブルである.

4) 緒方健一：小児の呼吸管理をマスターする. 前田浩利, 田邊幸子（編著）, 小児の訪問診療も始めるための29のポイント, pp. 81-91, 南山堂, 2016.
Summary 小児在宅医療について, 手軽に読める.

5) 日本リハビリテーション医学会（編）：神経筋疾患・脊髄損傷の呼吸リハビリテーションガイドライン, pp. 38-40, 金原出版, 2014.
Summary 神経・筋疾患や脊髄損傷についての注意点など詳しくわかりやすい.

6) 緒方健一：MI-E を用いた気道クリアランス法. 日本重障誌, **43**(1)：71-78, 2018.
Summary 気道クリアランス法の安全性について, 経肺圧を測定しMI-EとIPVを比較した.

7) Homma I, Masaoka Y：Breathing rhythms and emotions. *Exp Physiol*, **93**：1011-1021, 2008.
Summary 第三の呼吸中枢である扁桃体を報告し, 呼吸管理の新たなステージのきっかけとなる論文である.

8) Hull J, et al：British Guideline for respiratory management of children with neuromuscular weakness. *Thorax*, **67**：i1-40, 2012.
Summary 英国胸部疾患学会のガイドラインで, 神経筋疾患患者治療を行うすべての病院は, 気道クリアランスの手技でMI-Eを使用すべきであり, 他の気道クリアランス手技で困難な場合または無気肺では, IPVを考慮するとしている.

MB Med Reha **No.257**：**77-85**, 2021

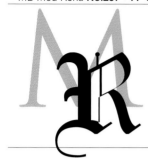

特集／リハビリテーション診療の現場で悩む呼吸トラブル対策

Ⅶ. 急性人工呼吸管理

急性呼吸不全の人工呼吸管理

渡辺太郎*1　小谷　透*2

　Abstract　急性呼吸不全の酸素化不良，換気不良を改善させるために人工呼吸療法は欠かせない治療手段である．しかし，人工呼吸器による合併症である人工呼吸器関連肺傷害が急性呼吸窮迫症候群患者の生命予後に大きな影響を与えていることが明らかとなり，人工呼吸器関連肺傷害を回避するための肺保護戦略は人工呼吸管理を行ううえで欠かせない概念となっている．自発呼吸との同調性を向上させるなど人工呼吸器の性能は日々進歩し多様化している．その知識は膨大であり，すべてを理解することは容易ではない．しかし，正しく使用できなければ結果的に患者に合併症をもたらす可能性があり，人工呼吸患者に接する医療者は，人工呼吸器と人工呼吸器が患者に及ぼす影響について常に知識を更新しておくことが必要である．

　Key words　人工呼吸器（mechanical ventilation），急性呼吸不全（acute respiratory failure），急性呼吸窮迫症候群（acute respiratory distress syndrome），人工呼吸器関連肺傷害（ventilator-associated lung injury）

急性呼吸不全の人工呼吸管理の適応

　呼吸不全とは，肺でのガス交換が不十分なため，正常な動脈血ガス分圧を維持できない状態である．具体的にはPaO_2（動脈血酸素分圧）60 mmHg以下で酸素化が保てない状態と，$PaCO_2$（二酸化炭素分圧）45 mmHg以上で正常な pH が保てない呼吸性アシドーシス（pH＜7.35）の状態である．また比較的短い期間で急速に起きた場合を急性呼吸不全，1か月以上続く場合を慢性呼吸不全という．通常，急性呼吸不全は低酸素血症が先行し過換気となることが多く，$PaCO_2$は正常か低下していることがほとんどである．

　急性呼吸不全は生命の危機に直結しており，酸素療法（リザーバーマスクや高流量鼻カニュラ酸素療法など）で改善しなければ，人工呼吸管理の適応となる．人工呼吸には気管挿管を要さない非侵襲型と気管挿管を要する侵襲型に大別される．非侵襲型には陽圧式と体外式陽陰圧式があるが，成人では体外式を用いることは少なく，陽圧式いわゆる noninvasive positive pressure ventilation（NPPV）を用いるのが一般的である．NPPV は患者の自発呼吸があることが前提で，導入離脱が容易であり，急性心不全，慢性呼吸不全（COPD）の急性増悪，免疫抑制患者の急性呼吸不全が良い適応となる．ただし，NPPV の使用に執着し気管挿管の時期を逸すると，逆に死亡率が増加するといわれており，NPPV で改善しない呼吸不全は速やかに侵襲型へ移行する．また NPPV が禁忌である中枢神経系や循環器系が不安な場合，気道確保が必須の場合なども侵襲型の適応となる．

　また正常な動脈血ガス分圧が維持されていたとしても，呼吸数 30 回/分を超えるような多呼吸や陥没呼吸・シーソー呼吸がみられるなど呼吸不全

*1　Taro WATANABE，〒 142-8666 東京都品川区旗の台 1-5-8　昭和大学医学部集中治療医学講座，助教
*2　Toru KOTANI，同講座，診療科長・教授

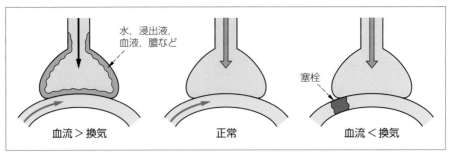

図1. 換気血流比不均等

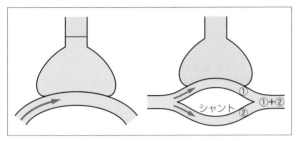

図2. シャント

に陥らないように過度の呼吸努力で代償された状態も，準呼吸不全状態として，人工呼吸管理の適応として良い.

　気道確保を伴う人工呼吸管理では，呼吸不全の原因が治癒し得る病態であるかが判断基準の1つとなるが，実際には高年齢，末期の悪性疾患，間質性肺炎の急性増悪疑いなど，判断に迷う症例も多い. 人工呼吸に対する患者の事前意思表示がない場合，症例独自の背景・要因を含めて医師や看護師だけでなく多職種の医療従事者ならびに家族との議論を要することがある.

急性呼吸不全の人工呼吸管理の目的

　呼吸不全の人工呼吸管理の目的は酸素化や換気の改善だが，1つの疾患に対して複数の病態が関与していることがほとんどであり，それぞれの病態の理解と最も関与している病態が何かを考えることが適切な管理につながる. 低酸素血症の原因は，換気血流比不均等，シャント，拡散障害，肺胞低換気の4つに分けられる. 高二酸化炭素血症の原因もほぼ同じだが，二酸化炭素は肺胞の間質での拡散能が高いため，間質病変による拡散障害の影響は受けにくい.

　また，以前は大きな1回換気量で酸素化や換気

の正常化を目標にする過剰な人工呼吸管理だったが，急性呼吸窮迫症候群(acute respiratory distress syndrome；ARDS)において少ない1回換気量(6 ml/kg)による肺保護換気が死亡率を低下させることが確認されてからは，人工呼吸器による肺損傷(ventilator-associated lung injury；VALI)をいかに少なくするかを念頭に，生命維持に最低限必要な酸素化と換気の改善が目標となった[1]. VALIの研究が進むにつれて，肺保護換気に必要な概念となった「経肺圧」「driving pressure (ΔP)」「適切な呼気終末陽圧(PEEP)」「人工呼吸器の非同調」についても後述する.

1. 急性呼吸不全の病態

　生理学的に急性呼吸不全の原因には以下の4つの病態がある.

1) 換気血流比不均等(図1)

- 血流に対して換気が相対的に少ない：心不全，肺胞出血，肺炎，ARDSなどの肺胞内が水，血液，膿，浸出液など空気以外で埋められた状態. 最終的にはシャントとなる.
- 換気に対して血流が相対的に少ない：肺塞栓症により血流が途絶えた状態，肺気腫により肺胞の毛細血管が破壊された状態. また心不全で1回拍出量減少によって肺血流が停滞しても起こる. 最終的には死腔となる.

2) シャント(図2)

- 血流はあるが換気が全くない：心不全，ARDS，無気肺などで完全に肺胞の含気がなくなった状態
- 解剖学的に血流が肺胞を通らない：肺動静脈奇形や卵円孔開大など
- 高濃度酸素を投与しても酸素に触れない血流があるため，酸素飽和度が高い血流とシャントを

経由した酸素飽和度が低い血流が合流すると酸素飽和度が相殺されてしまう．シャントによる低酸素血症は高濃度酸素に反応しづらい．

- 酸素化の改善には呼気終末陽圧（PEEP）や陽圧換気で含気のなくなった肺胞を開くのが有用

3）拡散障害（図3）

- 肺と毛細血管を隔てる間質が厚くなっている：間質性肺炎，心不全による間質の浮腫

4）肺胞低換気

- 肺胞内に空気が出入りしない：中枢神経障害，オピオイドなどの薬物，神経筋疾患，COPD・気管支喘息などの気道閉塞や狭窄，呼吸筋疲労，胸郭の異常など

2．酸素化と換気の目標

1）酸素化の目標

チアノーゼ性先天性心疾患を除き，PaO_2 60 mmHg 以上（SpO_2（酸素飽和度）90％以上）で，かつ，必要以上に高い PaO_2 は避ける

a）高濃度酸素について：高濃度酸素の使用は，ARDS に似た組織学変化（透過性亢進による肺水腫など），吸収性無気肺形成，気道粘膜クリアランスの低下などの気道・肺への傷害と，高酸素血症による血管収縮作用とそれに引き続く組織灌流の低下を引き起こす[2]．近年，酸素療法の新たな目標値を探る研究が報告されている．必要以上の高濃度酸素の投与は避けるべきである．

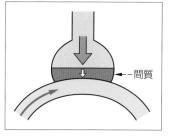

図 3．拡散障害

2）換気の目標

$PaCO_2$ の正常化を目標とするのではなく正常なpH維持を目標とする．具体的には pH 7.4 ± 0.1，肺保護戦略では下限 pH 7.25 まで許容する（次項参照）．

a）Permissive hypercapnia について：ARDS患者に対し，換気量増加のために過剰な1回換気量や気道内圧を使用すると人工呼吸器関連肺傷害（後述）のリスクを高める．pH が代償できていれば高二酸化炭素血症を許容する換気戦略を permissive hypercapnia と呼ぶ．例えば $PaCO_2$ 65 mmHg だとしても pH が7.25以上であれば肺保護の観点から許容する．

b）低二酸化炭素血症について：過換気による低二酸化炭素血症は脳血管収縮から脳血流を減少させ，虚血のリスクを増加させる．人工呼吸器を管理するうえで医原性の過換気は避けるべきである．

3．人工呼吸器関連肺傷害（ventilator-associated lung injury；VALI）

1）経肺圧（図4）

VALI は高肺容量により発生し，肺胞破裂，

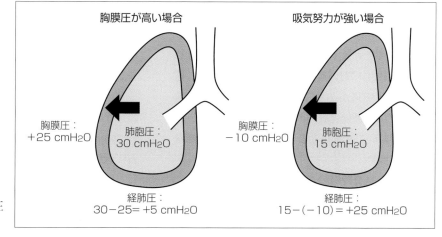

図 4．
経肺圧

胸膜圧が高い場合　　　　吸気努力が強い場合

胸膜圧：
+25 cmH2O

肺胞圧：
30 cmH2O

胸膜圧：
−10 cmH2O

肺胞圧：
15 cmH2O

経肺圧：
30−25＝ +5 cmH2O

経肺圧：
15−(−10)＝ +25 cmH2O

リーク，気胸や縦隔気腫を引き起こすが，必ずしも 30 cmH$_2$O を超えるような高い気道内圧でも VALI を起こすわけではない．高肺容量に伴う VALI の機序を理解するうえで「経肺圧」という概念が広く浸透している．経肺圧とは実際に肺胞を進展させる圧のことで，人工呼吸器からの気道内圧から胸壁からの圧（胸膜圧）を引いた圧である．高い経肺圧とそれに伴う大きな 1 回換気量が VALI を生じるため，経肺圧を意識した管理が必要となる．例えば，胸壁コンプライアンスが著しく低い場合（胸水貯留，肥満，腹部コンパートメント症候群など）では胸膜圧が著明に上昇しており，高い気道内圧だとしても，高い胸膜圧のため，経肺圧は低くなる．また，低い気道内圧で管理していても，患者の呼吸努力が強ければ，胸膜圧は強い陰圧とあり，予想以上に高い経肺圧を生じる．たとえ低い気道内圧でも強い呼吸努力によって VALI が引き起こされてしまうのである．

2）Driving pressure（ΔP）

Driving pressure（ΔP）は，吸気終末と呼気終末の気道内圧の差（プラトー圧 − PEEP）として簡単に計算できる（ここで，終末とは単なる位相の変換時でなく，回路内のガスの流れが完全に停止することをいう）．例えばプラトー圧 30 cmH$_2$O で PEEP が 10 cmH$_2$O だとすると ΔP は 20 cmH$_2$O となる．ΔP は肺胞壁に加わるストレスを直接的に表わす指標として注目されている．ARDS 患者を対象とした後ろ向き研究によると，1 回換気量，プラトー圧，PEEP，ΔP の呼吸器パラメータの中で ΔP が最も強く生存率に関与していた[3]．また ARDS 患者を対象とした調査で，ΔP が 14 cmH$_2$O 以下で院内生存率が高く，ΔP と院内死亡の上昇は正の比例関係があることが報告された[4]．前向き研究では効果は実証されていないが，ΔP を 14 cmH$_2$O 以下で管理することは肺保護戦略の要素と考えて良い．

ただし，自発呼吸のある患者では，自発呼吸により胸腔内圧が減少する分だけ経肺圧（肺胞の内外圧格差であり肺胞壁への直接的なストレスのも

う 1 つの評価指標である）は増加する．ただ ΔP を下げても，強い呼吸努力が出現するようであれば，経肺圧は高くなり VALI をきたしてしまう．呼吸努力の強さを確認しつつ，いかに ΔP を低く保つかを意識して人工呼吸管理を行うことが重要である．

3）適切な呼気終末陽圧（PEEP）

VALI は低肺容量でも発生する．Mead らのシミュレーションによると経肺圧 30 cmH$_2$O で換気したとき，虚脱肺胞と隣接する含気のある肺胞の境界部分にかかる経肺圧は約 140 cmH$_2$O であった[5]．呼吸ごとに繰り返される肺胞の虚脱と開通は肺胞に必要以上の圧を加え VALI を引き起こすため，いかに虚脱した肺胞を少なくするかが肺保護換気において重要であり，虚脱した肺胞を再開通（リクルートメント）させ，虚脱を予防する適切な PEEP の設定が必要となる．ただし，適切な PEEP を求める方法は未だ明らかでない．ARDS では特に背側で肺胞虚脱が起きるため，PEEP を高めに設定したほうが望ましいと思われ，実際に ARDS における high PEEP（14〜15 cmH$_2$O 以上）の有効性に関する 3 つの研究のメタ解析では，中等症以上の ARDS には有用である可能性が示唆されている[6]．しかし軽症 ARDS に関しては有意差はないものの，高すぎる PEEP が予後を悪化させる傾向が示されており[7]，非 ARDS 患者には推奨されない．PEEP の利点は肺胞虚脱を防ぎシャントを回避することであり，必ずしも虚脱肺胞の再開通にはつながらない．再開通は吸気に起こる現象で，虚脱肺胞により再開通に必要な肺胞内圧（opening pressure）は異なるといわれる．PEEP を高く設定することにより 2 次的に上昇した最高気道内圧が opening pressure を超えれば再開通につながる．しかし，再開通につながらない圧上昇であれば，むしろ正常な肺胞が過膨張したり，血管抵抗が上昇し右心への負担を増したり，虚脱した肺胞への血流を増やしシャントが増加するなどマイナス効果にしかならない．また心臓への静脈還流量低下から心拍出量を低下させることにも

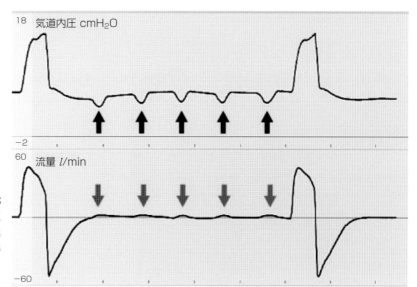

図 5.
ミストリガー
(INTENSIVIST VOL. 10 NO. 3 特集 人工呼吸器 Part 1. 人工呼吸器管理で気をつけるべき 4 つの要素 2. 患者−人工呼吸器間の非同調より)

留意する必要がある. 肺保護換気に適切な PEEP は必要だが, 肺胞のリクルータビリティがない状態ではむしろ有害となることもあり, 患者の全体像と原疾患を考慮したうえで設定する必要がある.

4) 人工呼吸器の非同調

人工呼吸器からの呼吸サポートが患者の呼吸のタイミングや要求するサポート量と合わないときに生じる現象である. 非同調は患者の不快感だけでなく, 呼吸仕事量を増加させ, 死亡率との関連を示唆する報告[8]もあり, VALI を引き起こしている可能性がある. 非同調には患者の吸気努力と人工呼吸の送気するタイミングが合わないトリガーの問題, 患者の要求する吸気流量に対して人工呼吸器が送気する流量が合わない問題, 患者が要求する吸気時間と人工呼吸器が送気する時間が合わない問題がある. このうちトリガーによる非同調については 4 つのパターンが挙げられる.

a) ミストリガー(図5): 患者の吸気努力に対して人工呼吸器が感知されないこと. 最も頻度の高い非同調. 患者の呼吸筋力の低下, 人工呼吸器の感度が低いことなどが原因として挙げられる. 人工呼吸器のトリガー感度を上げながら, 患者の呼吸回数と人工呼吸器の換気回数が合っているか確認する.

b) ダブルトリガー(図6): 患者の要求する吸気時間に対して人工呼吸器が送気する時間が短すぎる場合, または患者の要求する 1 回換気量に対

して人工呼吸器から供給される 1 回換気量が少なすぎる場合に, 患者の吸気努力が人工呼吸器の送気する時間内に終了せず, 2 回目の換気が誘発されてしまうこと. そのため, 高肺容量となり VALI を引き起こす可能性がある[7]. 患者の要求する吸気時間・1 回換気量に合わせることで対処するが, それ自体が高肺容量となることがあり, 患者の過剰な呼吸努力に対して場合によっては筋弛緩で呼吸努力を抑制することが必要となることもある[9].

c) リバーストリガー: 人工呼吸器からの強制換気によって横隔膜の収縮が誘発されること. ダブルトリガーと同様に高肺容量をきたし得る. 詳細な機序は不明だが, 鎮静を浅くする, 自発呼吸を優先させることで改善する可能性がある.

d) オートトリガー: 患者の吸気努力以外で人工呼吸器の送気が行われること. 人工呼吸器の感度が高い, 呼吸器回路内の水, 心拍動などが原因として挙げられる. 呼吸器回路の適正化やミストリガーと同様にトリガー感度を調整する.

横隔膜の電気活動をモニターすることで, 患者の吸気あるいは呼気のタイミングを的確に感知し, 患者の吸気努力の大きさも判定して患者の要求する 1 回換気量に合わせたサポートを提供することができる neurally adjusted ventilatory assist (NAVA) が非同調を改善させたという報告もある[10].

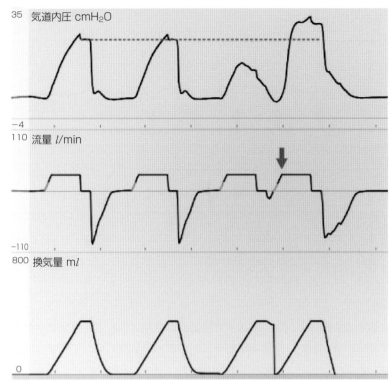

図 6.
ダブルトリガー
(INTENSIVIST VOL. 10 NO. 3 特集 人工呼吸器 Part 1. 人工呼吸器管理で気をつけるべき 4 つの要素 2. 患者−人工呼吸器間の非同調より)

人工呼吸器のグラフィックと患者の呼吸様式を見ながら非同調の評価を行い，いかに人工呼吸器の設定を患者に合わせるか，または ARDS など患者の呼吸努力が過度になるような病態では患者の呼吸努力を抑制し人工呼吸器に合わせるか，肺保護の観点から人工呼吸器の非同調を改善させる工夫が必要である．

急性呼吸不全において基本となる人工呼吸器のモード

人工呼吸器のモードは数多く存在するが，基本となるモードは assist/control(AC)，continuous positive airway pressure(CPAP)，pressure support ventilation(PSV)である．急性呼吸不全の人工呼吸管理は開始から離脱までの急性期，安定初期，安定期，離脱期の4つのフェーズを意識して，これらのモードを適切に選択する．

1．フェーズごとのモード選択

1）急性期（通常 24〜48 時間以内）

急速に進行する低酸素血症を食い止め，多臓器への影響を最小限に抑える．複数臓器が予備力を奪われ，生体の恒常性維持が困難であれば，酸素消費を減らすため，深く鎮静し調節換気によって呼吸仕事量をすべてカバーする．一般的にこのフェーズでは呼吸運動を完全代行できる AC を用いる．

2）安定初期

呼吸不全の原疾患への治療が効果を発揮し，酸素化の進行が食い止められ，循環動態の安定が得られるフェーズである．人工呼吸器からの離脱の準備のため，呼びかけで開眼する程度まで鎮静を浅くし，酸素消費を増やし，呼吸循環への影響を評価しながら，AC を用いて，調節換気から自発呼吸による補助換気へ移行していく．

3）安定期

意思疎通が可能な程度まで鎮静を最小限とし，人工呼吸器関連肺炎や気胸などの合併症に注意しながら，早期離床のため，端座位や車椅子移乗，立位などリハビリテーションが積極的に行われる．FiO_2(吸入酸素濃度)，PEEP や補助換気の程度が日々漸減され離脱に向けて段階的に進められる．一般的には AC から CPAP と PSV の組み合わせのモードへ移行していく．

4）離脱期

人工呼吸の補助が最低限で抜管前の最終段階である．鎮静は中止され，CPAP での自発呼吸トライアル（spontaneous breathing trial；SBT）を行う．1日1回30〜120分，自発呼吸の観察を行い，SBT に合格し，意識レベルや反射が問題なければ抜管を試みる．

人工呼吸期間の延長は合併症を増大させるため，離脱できる患者は速やかに離脱する．そのために4つのフェーズを意識し，人工呼吸器療法に遅れがないように進めていくことが重要である．

2．モード

1）Assist/control（AC）

AC は患者の自発呼吸がなければ調節換気を，自発呼吸があれば補助換気を，自動的に使い分けるモードである．調節換気では吸気開始も終了も換気の大きさも，そのすべてを人工呼吸器が決定し行う．補助換気では吸気開始は患者が行うが，それ以外は調節換気と同様に人工呼吸器が行う．また AC には一定の流量で接敵した換気量の換気を行う volume control ventilation（VCV）と一定の圧で一定の時間換気を行う pressure control ventilation（PCV）がある．どちらか一方の優位性を示した質の高い研究はなく，適切な管理ができれば，どちらを使用しても良い．しかし，急性呼吸不全の人工呼吸器管理においては PCV が好まれることが多い．その大きな理由は PCV が VCV に比較して同調性に優れている点である．VCV は1回換気量が規定されているため，患者の要求する1回換気量がより大きい場合にダブルトリガーが引き起こされることが多くなり，自発呼吸がある患者に用いることは非同調により VALI を生じる危険性が高くなる．浅い鎮静もしくは無鎮静で自発呼吸を優先して急性呼吸不全を管理するのであれば，PCV のほうが有用である可能性がある．

2）Continuous positive airway pressure（CPAP）と pressure support ventilation（PSV）

CPAP は PEEP により気道内圧を常時陽圧に維持するモードである．それ自身では換気補助は行わず，気管チューブや呼吸回路の抵抗に対する仕事量も患者に付加される．

PSV は圧制御であるが PCV と異なり吸気時間設定はなく，圧サポートレベルのみ設定し，主として呼吸仕事量を減らす目的で使用する．リクルートメント効果は少ない．強制換気モードではないので自発呼吸がなければ使用できない．吸気の開始と終了，吸気の深さ，呼吸回数はいずれも患者が決定する．

3）Synchronized intermittent mandatory ventilation（SIMV）

調節換気と患者の吸気努力を同期させて，設定した回数以上の調節換気を行わない自発呼吸がみられるモードである．かつては調節換気の回数を増減することで呼吸仕事量を変化させ，人工呼吸器離脱時に有用なモードと考えられていたが，スペインの多施設共同研究により人工呼吸器離脱モードとしての SIMV は人工呼吸器離脱期間を延長させ，離脱の成功率も低かったという報告がなされ[11]，それ以降も優位性を示す報告はなく，使用する機会は少なくなってきている．

その他，特殊な換気モードが使用されることがあるが本稿では省略する．

一般的な人工呼吸器の設定方法

1．共通の設定

酸素化に関連する項目は FiO_2 と PEEP であり，FiO_2 は SpO_2 を参考に酸素毒性の観点から必要最低限とする．PEEP は 5 cmH_2O 以上で設定することが多いが，適切な PEEP の設定の方法はまだ定まっていない．実際は酸素化の改善する PEEP の設定や同じ ΔP で換気量が最大となる PEEP の設定を参考にすることもある．

トリガー感度には流量トリガーと圧トリガー，あるいは両者を融合させたタイプがある．成人では流量トリガーのほうが追随性がよく好まれているが，いずれを使用する場合も同調性を視認して調整する．感度を上げすぎると，軽い咳嗽や結露，

表 1. ARDS Berlin 定義

発　症	何らかの侵襲または新しい(新たに悪化した)呼吸器症状から 1 週間以内
酸素化	軽　症：P/F 201〜300 中等症：P/F 101〜200 重　傷：P/F≦100
胸部 X 線	胸水，無気肺または小結節影のみでは説明のつかない両側浸潤影
肺水腫の原因	心不全や輸液過剰のみでは説明がつかない肺水腫 疑わしい場合はエコーなどの客観的指標を用いて評価する必要がある

P/F：PaO$_2$/PIO$_2$,　PaO$_2$：動脈血酸素分圧，　PIO$_2$：吸入気酸素分圧

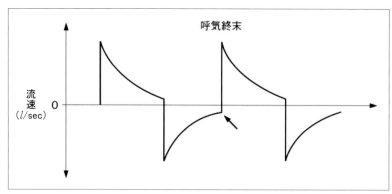

図 7. 呼気流速がゼロになる前に呼吸器が次の吸気を開始しており
auto PEEP の存在を疑う
(INTENSIVIST VOL. 5 NO. 4 特集 急性呼吸不全 733 4．ARDS 以外の
人工呼吸器管理—閉塞性肺障害および拘束性肺障害を中心により)

心拍動などの吸気以外の変動に反応し非同調の原因となる．通常，成人であれば流量トリガーは0.5〜2.0 l/min，圧トリガーでは -1.5〜-1.0 cmH$_2$O 程度に設定する．

2．Pressure control ventilation(PCV)の設定

1 回換気量の変動に注意し，1 回換気量 6〜8 ml/kg(予測体重)を目標とする．PCV では通常プラトー圧は設定圧を超えないため，ΔP<15 cmH$_2$O をより意識する．肺保護換気における 1 回換気量は患者が必要とする 1 回換気量よりも少なくなることが多く，呼吸数を増やして対応するが，気道抵抗が高い COPD のような病態では呼吸回数増加により呼気時間が短縮すると auto PEEP (後述)が生じやすくなる．吸気時間は人工呼吸器グラフィックの流量波形が基線に戻るように調整するのが基本だが，吸気時間が長くなることで呼気時間がとれなくなり auto PEEP が発生することがある．十分な呼気時間をとるために，吸気開始前に流量波形が基線に戻るように調整する．そ

のため，吸気時間を短くし流量波形が基線に戻る前に呼気とする early termination が必要となることもある．

3．Pressure support ventilation(PSV)の設定

吸気サポートを終了するタイミング(サイクルオフ)は通常最大吸気流量の 25%まで低下した時点であるが，機種により調整できる．

特殊な病態

1．急性呼吸窮迫症候群(ARDS)

・ARDS Berlin 定義(**表 1**)
・ARDS の治療において多臓器不全の発生につながる VALI 回避のため，1 回換気量とプラトー圧の制限と比較的高い PEEP を用いた肺保護換気戦略を用いる．

2．閉塞性肺障害：慢性閉塞性肺疾患/気管支喘息重積発作

気道が狭窄しており，気道抵抗が高い肺胞低換気の病態が主体である．呼気により多くの時間が

かかるため，人工呼吸器が次の吸気を開始してしまうと肺胞内に空気がたまり，内因性PEEP（auto PEEP）が生じ，肺の過膨張を起こす．最終的には気胸や縦隔気腫などの圧外傷をもたらす．不十分な呼気時間に対しては，呼吸数を減らす代わりに1回換気に費やす時間を増やす，あるいは吸気流量を増やして，吸気時間を減らす代わりに呼気時間を増やす．高二酸化炭素血症はpHが維持されれば許容するpermissive hypercapniaの管理を行う．自発呼吸との非同調を抑えるため，筋弛緩薬を使用することもある．また慢性閉塞性肺疾患の患者に対しての酸素投与はCO_2ナルコーシス予防のために酸素飽和度90%程度を目標とする（図7）．

3．間質性肺疾患

間質性肺疾患はARDSに似た病態を含むが，背景疾患により人工呼吸対応は異なる．間質性肺疾患の酸素化不良は拡散障害が主体のため，PEEPを低めに抑え，死腔の増加に伴う極端な高二酸化炭素血症を避けるために呼吸数および分時換気量を増やす．特発性肺線維症には積極的な人工呼吸適応はなく，palliative careとしての人工呼吸のみ行われる．

文 献

1) Slutsky AS, et al：Ventilator-induced lung injury. *N Engl J Med*, **369**：2126-2136, 2013. PMID：24283226
2) Altemeier WA, Sinclair SE：Hyperoxia in the intensive care unit：why more is not always better. *Curr Opin Crit Care*, **13**：73-78, 2007. PMID：17198052
3) Amato MB, et al：Driving pressure and survival in the acute respiratory distress syndrome. *N Engl J Med*, **372**：747-755, 2015. PMID：25693014
4) Bellani G, et al：Epidemiology, patterns of care, and mortality for patients with acute respiratory distress syndrome in intensive care units in 50 countries. *JAMA*, **315**：788-800, 2016. PMID：26903337
5) Mead J, et al：Stress distribution in lungs：a model of pulmonary elasticity. *J Appl Physiol*, **28**：596-608, 1970. PMID：5442255
6) Gattinoni L, Caironi P：Refining ventilatory treatment for acute lung injury and acute respiratory distress syndrome. *JAMA*, **299**：691-693, 2008. PMID：18270359
7) Briel M, et al：Higher vs lower positive end-expiratory pressure in patients with acute lung injury and acute respiratory distress syndrome：systematic review and meta-analysis. *JAMA*, **303**：865-873, 2010. PMID：20197533
8) Blanch L, et al：Asynchronies during mechanical ventilation are associated with mortality. *Intensive Care Med*, **41**：633-641, 2015. PMID：25693449
9) Yoshida T, et al：Fifty years of research in ARDS. Spontaneous breathing during mechanical ventilation：risks, mechanisms, and management. *Am J Respir Crit Care Med*, **195**：985-992, 2017. PMID：27786562
10) Yonis H, et al：Patient-ventilator synchrony in neurally adjusted ventilatory assist（NAVA）and pressure support ventilation（PSV）：a prospective observational study. *BMC Anesthesiol*, **15**：117, 2015. PMID：26253784
11) Esteban A, et al：A comparison of four methods of weaning patients from mechanical ventilation. Spanish Lung Failure Collaborative Group. *N Engl J Med*, **332**：345-350, 1995. PMID：7823995

FAX による注文・住所変更届け

改定：2015 年 1 月

　毎度ご購読いただきましてありがとうございます．

　読者の皆様方に小社の本をより確実にお届けさせていただくために，FAX でのご注文・住所変更届けを受けつけております．この機会に是非ご利用ください．

◇ご利用方法

　FAX 専用注文書・住所変更届けは，そのまま切り離して FAX 用紙としてご利用ください．また，注文の場合手続き終了後，ご購入商品と郵便振替用紙を同封してお送りいたします．**代金が 5,000 円をこえる場合，代金引換便とさせて頂きます**．その他，申し込み・変更届けの方法は電話，郵便はがきも同様です．

◇代金引換について

　本の代金が 5,000 円をこえる場合，代金引換とさせて頂きます．配達員が商品をお届けした際に，現金またはクレジットカード・デビットカードにて代金を配達員にお支払い下さい（本の代金＋消費税＋送料）．（※年間定期購読と同時に 5,000 円をこえるご注文を頂いた場合は代金引換とはなりません．郵便振替用紙を同封して発送いたします．代金後払いという形になります．送料は定期購読を含むご注文の場合は頂きません）

◇年間定期購読のお申し込みについて

　年間定期購読は，1 年分を前金で頂いておりますため，代金引換とはなりません．郵便振替用紙を本と同封または別送いたします．送料無料，また何月号からでもお申込み頂けます．

　毎年末，次年度定期購読のご案内をお送りいたしますので，定期購読更新のお手間が非常に少なく済みます．

◇住所変更届けについて

　年間購読をお申し込みされております方は，その期間中お届け先が変更します際，必ずご連絡下さいますようよろしくお願い致します．

◇取消，変更について

　取消，変更につきましては，お早めに FAX，お電話でお知らせ下さい．

　返品は，原則として受けつけておりませんが，返品の場合の郵送料はお客様負担とさせていただきます．その際は必ず小社へご連絡ください．

◇ご送本について

　ご送本につきましては，ご注文がありましてから約 1 週間前後とみていただきたいと思います．お急ぎの方は，ご注文の際にその旨をご記入ください．至急送らせていただきます．2〜3 日でお手元に届くように手配いたします．

◇個人情報の利用目的

　お客様から収集させていただいた個人情報，ご注文情報は本サービスを提供する目的（本の発送，ご注文内容の確認，問い合わせに対しての回答等）以外には利用することはございません．

　その他，ご不明な点は小社までご連絡ください．

株式会社　**全日本病院出版会**

〒 113-0033　東京都文京区本郷 3-16-4-7 F
電話 03(5689)5989　FAX03(5689)8030　郵便振替口座 00160-9-58753

FAX 専用注文書

ご購入される書籍・雑誌名に○印と冊数をご記入ください

5,000 円以上代金引換

○	書　籍　名	定価	冊数
	明日の足診療シリーズⅠ 足の変性疾患・後天性変形の診かた　**新刊**	¥9,350	
	運動器臨床解剖学—チーム秋田の「メゾ解剖学」基本講座—	¥5,940	
	ストレスチェック時代の睡眠・生活リズム改善実践マニュアル	¥3,630	
	超実践！がん患者に必要な口腔ケア	¥4,290	
	足関節ねんざ症候群—足くびのねんざを正しく理解する書—	¥5,500	
	読めばわかる！臨床不眠治療—睡眠専門医が伝授する不眠の知識—	¥3,300	
	骨折治療基本手技アトラス—押さえておきたい 10 のプロジェクト—	¥16,500	
	足育学　外来でみるフットケア・フットヘルスウェア	¥7,700	
	四季を楽しむビジュアル嚥下食レシピ	¥3,960	
	病院と在宅をつなぐ 脳神経内科の摂食嚥下障害—病態理解と専門職の視点—	¥4,950	
	カラーアトラス　爪の診療実践ガイド	¥7,920	
	睡眠からみた認知症診療ハンドブック—早期診断と多角的治療アプローチ—	¥3,850	
	肘実践講座　よくわかる野球肘　肘の内側部障害—病態と対応—	¥9,350	
	医療・看護・介護で役立つ嚥下治療エッセンスノート	¥3,630	
	こどものスポーツ外来—親もナットク！このケア・この説明—	¥7,040	
	野球ヒジ診療ハンドブック—肘の診断から治療，検診まで—	¥3,960	
	見逃さない！骨・軟部腫瘍外科画像アトラス	¥6,600	
	パフォーマンス UP！　運動連鎖から考える投球障害	¥4,290	
	医療・看護・介護のための睡眠検定ハンドブック	¥3,300	
	肘実践講座 よくわかる野球肘　離断性骨軟骨炎	¥8,250	
	これでわかる！スポーツ損傷超音波診断 肩・肘＋α	¥5,060	
	達人が教える外傷骨折治療	¥8,800	
	ここが聞きたい！スポーツ診療 Q & A	¥6,050	
	見開きナットク！フットケア実践 Q & A	¥6,050	
	高次脳機能を鍛える	¥3,080	
	最新　義肢装具ハンドブック	¥7,700	
	訪問で行う 摂食・嚥下リハビリテーションのチームアプローチ	¥4,180	

バックナンバー申込（※ 特集タイトルはバックナンバー 一覧をご参照ください）

❀メディカルリハビリテーション(No)

No＿＿＿＿　　No＿＿＿＿　　No＿＿＿＿　　No＿＿＿＿　　No＿＿＿＿

No＿＿＿＿　　No＿＿＿＿　　No＿＿＿＿　　No＿＿＿＿　　No＿＿＿＿

❀オルソペディクス(Vol/No)

Vol/No＿＿＿　Vol/No＿＿＿　Vol/No＿＿＿　Vol/No＿＿＿　Vol/No＿＿＿

年間定期購読申込

❀メディカルリハビリテーション	No.		から
❀オルソペディクス	Vol.	No.	から

TEL：　　（　　　　）　　　　　　FAX：　　（　　　　）

ご住所　〒

フリガナ			
お名前		要捺印	診療科目

FAX 03-5689-8030 全日本病院出版会行

FAX 03-5689-8030
全日本病院出版会行

年　月　日

住 所 変 更 届 け

お 名 前	フリガナ	
お客様番号		毎回お送りしています封筒のお名前の右上に印字されております8ケタの番号をご記入下さい。
新お届け先	〒　　　　　都道府県	
新電話番号	（　　　　　）	
変更日付	年　月　日より	月号より
旧お届け先	〒	

※ 年間購読を注文されております雑誌・書籍名に✓を付けて下さい。
☐ Monthly Book Orthopaedics （月刊誌）
☐ Monthly Book Derma. （月刊誌）
☐ 整形外科最小侵襲手術ジャーナル （季刊誌）
☐ Monthly Book Medical Rehabilitation （月刊誌）
☐ Monthly Book ENTONI （月刊誌）
☐ PEPARS （月刊誌）
☐ Monthly Book OCULISTA （月刊誌）

FAX 03-5689-8030
全日本病院出版会行

【2016〜17年増刊号・増大号】◆◇◆◇◆◇◆◇◆
No.195 骨粗鬆症 update—リハビリテーションとともに—
　　　　編集/島田洋一・宮腰尚久（増大号/4,400円）
No.203 リハビリテーションに役立つ！睡眠障害・睡眠呼吸障害の知識
　　　　編集/近藤国嗣（増刊号/5,478円）
No.212 摂食嚥下障害リハビリテーション ABC
　　　　編集/出江紳一（増刊号/5,478円）
No.217 知っておきたい！これからの生活期リハビリテーション
　　　　編集/石川 誠（増大号/4,400円）

【2018年】◆◇◆◇◆◇◆◇◆◇◆◇◆◇◆◇◆
No.218 心大血管手術後のリハビリテーション　編集/宮野佐年
No.219 医療ITを活かすチームリハビリテーション　編集/菅原英和
No.220 リハビリテーションから考える高次脳機能障害者への生活支援
　　　　編集/中島八十一
No.221 多職種協働による転倒予防 私たちの取り組み　編集/渡邊 進
No.222 チーム医療の中のリハ医のリーダーシップ—様々なチームシチュエーション—
　　　　編集/岡本隆嗣
No.223 次のリハビリテーションに活きる！私の脳疾患評価
　　　　編集/石合純夫（増刊号/5,478円）
No.224 リハビリテーションを支える栄養管理の知識　編集/栢下 淳
No.225 知っておきたい脳卒中下肢装具の知識　編集/牧野健一郎
No.226 認知症高齢者の摂食嚥下リハビリテーション　編集/大熊るり
No.227 臨床実践！失語症のリハビリテーション　編集/前島伸一郎
No.228 成長期のスポーツ外傷・障害とリハビリテーション医療・医学
　　　　編集/帖佐悦男（増大号/4,400円）
No.229 これからの"地域"づくり—リハビリテーションの視点から—　編集/宮田昌司
No.230 リハビリテーションに活かす ソーシャルワーカーの力　編集/取出涼子

【2019年】◆◇◆◇◆◇◆◇◆◇◆◇◆◇◆◇◆
No.231 心臓リハビリテーションにおける新時代の幕明け　編集/諸冨伸夫
No.232 脳性麻痺のリハビリテーション
　　　　—障害のある子どもとその家族を支える—
　　　　編集/土岐めぐみ
No.233 高齢者と排泄—アセスメントとケア—　編集/谷口珠実
No.234 在宅医に役立つ生活期における補装具・生活用具の知識
　　　　編集/吉永勝訓
No.235 歩きと姿勢を科学する　編集/長谷公隆
No.236 脳卒中リハビリテーション医療 update
　　　　編集/佐伯 覚（増刊号/5,500円）
No.237 発達障害支援のマイルストーン—就学支援を中心に—　編集/日原信彦
No.238 摂食嚥下障害患者の食にチームで取り組もう！　編集/栢下 淳
No.239 実践！上肢投球障害に対するリハビリテーション　編集/森原 徹
No.240 これでナットク！摂食嚥下機能評価のコツ
　　　　編集/青柳陽一郎（増大号/4,400円）
No.241 認知症早期診断・発症進行予防とリハビリテーション
　　　　編集/近藤和泉
No.242 運動器慢性疼痛マネジメントにおけるリハビリテーション診療の意義と重要性
　　　　編集/木村慎二
No.243 神経難病を在宅でどうみるか　編集/石垣泰則

【2020年】◆◇◆◇◆◇◆◇◆◇◆◇◆◇◆◇◆
No.244 手外科リハビリテーション診療
　　　　編集/金谷文則・大久保宏貴
No.245 車椅子の処方と患者・家族指導のポイント
　　　　編集/高岡 徹
No.246 記憶障害のリハビリテーション診療—私のアプローチ—
　　　　編集/大沢愛子

No.247 緩和ケアとQOL
　　　　—リハビリテーション医療現場でどうアプローチするか—
　　　　編集/宮田知恵子
No.248 パーキンソニズムのリハビリテーション診療
　　　　編集/野﨑園子
No.249 高齢者脊椎疾患リハビリテーションアプローチ
　　　　編集/髙木理彰
No.250 回復期で知っておきたい！ここが分かれ道!!
　　　　症状から引く検査値と画像
　　　　編集/川手信行（増刊号/5,500円）
No.251 今こそ底上げ！回復期リハビリテーション病棟に
　　　　おけるリスク管理
　　　　編集/宮越浩一
No.252 リハビリテーション科医が知っておきたい
　　　　「お口」の知識
　　　　編集/弘中祥司
No.253 障害者の健康増進アプローチ
　　　　編集/緒方 徹
No.254 足のリハビリテーション診療パーフェクトガイド
　　　　編集/和田郁雄（増大号/4,400円）
No.255 併存疾患をもつ高齢者の骨折のリハビリテーション
　　　　のコツ
　　　　編集/大串 幹
No.256 ロボットリハビリテーション最前線
　　　　編集/大高洋平

2021年　年間購読のご案内

年間購読料　40,150円（消費税込）

年間13冊発行

（通常号11冊・増大号1冊・増刊号1冊）

送料無料でお届けいたします！

各号の詳細は弊社ホームページでご覧いただけます.
☞www.zenniti.com/

※各号定価2,750円（本体価格2,500円＋税）（増刊・増大号を除く）

次号予告

膝関節リハビリテーション 診療マニュアル

No. 258（2021 年 2 月号）

編集企画／弘前大学教授　　　　　　　津田英一

膝関節疾患のリハビリテーション治療に
　必要な解剖・バイオメカニクス
　……………………………小林　龍生
膝関節疾患のリハビリテーション診断
　……………………………西山　一成ほか
膝関節リハビリテーション治療の基本手技
　……………………………大澤　竜司ほか
膝伸展機構障害に対する
　リハビリテーション治療………新井　祐志ほか
膝前十字靱帯再建術における
　リハビリテーション治療………木村　由佳ほか
半月板損傷治療における
　リハビリテーション治療………橋本　祐介ほか
膝関節軟骨損傷における
　リハビリテーション治療………松下　雄彦ほか
変形性膝関節症に対する保存治療
　……………………………阿部　里見

膝周囲骨切り術のリハビリテーション
　…………………………………齊藤　英知ほか
TKA 後リハビリテーション……箕田　行秀ほか
膝関節周囲悪性骨軟部腫瘍手術における
　リハビリテーション治療………塚本　真治ほか

編集主幹：宮野佐年　医療法人財団健貢会総合東京病院
　　　　　　　　　　リハビリテーション科センター長
　　　　　水間正澄　医療法人社団輝生会理事長
　　　　　　　　　　昭和大学名誉教授

No. 257　編集企画：
宮川哲夫　昭和大学教授

Monthly Book Medical Rehabilitation　No.257

2021 年 1 月 15 日発行　（毎月 1 回 15 日発行）
定価は表紙に表示してあります.
Printed in Japan

発行者　　末　定　広　光
発行所　　株式会社　全日本病院出版会
〒 113-0033　東京都文京区本郷 3 丁目 16 番 4 号 7 階
電話　（03）5689-5989　Fax（03）5689-8030
郵便振替口座 00160-9-58753

印刷・製本　三報社印刷株式会社　　　電話　（03）3637-0005
広告取扱店　㈱日本医学広告社　　　　電話　（03）5226-2791

ⓒ ZEN・NIHONBYOIN・SHUPPANKAI, 2021